GLUCOSA BAJO CONTROL

Cómo revertir la ***DIABETES TIPO 2***

Primera edición, 2025. / ©Dr. Antonio Cota
Diseño y maquetación
Milian und Kunst Editores S.A de C.V. | Zaira Barrera
Cuidado de la edición
Milian und Kunst Editores S.A de C.V.

ISBN: 978-607-29-6631-4

Impreso y hecho en México
/ Printed and made in Mexico

Quiero dedicar este libro a mi esposa, Isis.
Eres mi estrella del norte, que me ha guiado fuera de la tormenta
Sin ti, no sería yo.

La información contenida en este libro tiene fines educativos e informativos únicamente. No sustituye el diagnóstico, tratamiento o seguimiento médico profesional. Cada lector es responsable de consultar con su médico o profesional de salud antes de realizar cualquier cambio en su alimentación, medicación o estilo de vida. El autor no se hace responsable por el uso que cada persona dé a esta información.

Tu salud merece atención personalizada y profesional.

Contenido

Prólogo

¡Hola, lector! Te felicito por hacerte de este libro, que transformará tu vida para siempre. El mundo no será igual al finalizar de leerlo, y seguramente, lo que piensas en este momento acerca de la medicina quedará puesto en jaque después de un sacrificio de dama.

Ya tienes en jaque a la diabetes tipo 2 al elegir este libro. Tan solo te falta mirar bien el tablero y descubrir cuáles son esas siete jugadas forzadas y las únicas que pueden acabar con la diabetes. Si te equivocas en una de estas, el rey escapará y te tomará más tiempo y esfuerzo llegar al jaque mate, porque recuerda que estás sacrificando tu dama.

La dama es una pieza en el ajedrez extremadamente valiosa y versátil. Esta pieza representa tu mentalidad. Sacrifica tus ideas del pasado para permitirte otros movimientos que no habrías podido hacer si no la hubieras sacrificado. Al fin y al cabo, terminarás revirtiendo la diabetes, una enfermedad que destruye la vida de muchas personas y familias.

En el plazo de una sola generación, la diabetes se ha convertido en una pandemia. Pero, ¿cómo es posible que las autoridades y los gobiernos hayan gastado millones de dólares investigando medicamentos e inyecciones para tratar esta enfermedad y, aun así, haya salido mal? Peor aún, se han rendido en la búsqueda de una cura de la enfermedad al declarar que es "una enfermedad crónica, progresiva e incurable que conlleva a una muerte prematura".

Yo no estoy de acuerdo con esto. Creo firmemente que autoridades y gobiernos están muy equivocados. Si la enfermedad fuera crónica, progresiva e incurable entonces ningún paciente con diabetes tipo 2 podría revertir la enfermedad; sin embargo, los hay.

Hay muchos pacientes que han logrado revertir la diabetes, dejado de tomar medicamentos e incluso prescindir de la insulina. No puede haber miles de milagros en el mundo. Los milagros, se supone, son eventos extremadamente raros e infrecuentes, tiene que haber algo más. Alguien tiene que estar equivocado. Me inclino a pensar que autoridades y gobiernos son quienes están equivocados al declarar que es una enfermedad incurable y estoy dispuesto a remar contracorriente para demostrar que la diabetes tipo 2 se puede revertir.

Basados en diversas investigaciones científicas y artículos de revisión, en *Sugar Care* ofrecemos una esperanza para revertir la diabetes tipo 2.

Una esperanza para que el paciente deje de usar insulina y medicamentos, y, además, de que pueda evitar complicaciones o una muerte prematura por esta enfermedad. Es momento de cuestionar viejas creencias, abrirse a esta posibilidad y explorar las alternativas que la ciencia nos ha otorgado.

Dr. Guillermo Antonio Cota Bravo
Médico con la especialidad de Medicina Interna
Grand Master en Obesidad y Diabetes
Fundador de Sugar Care: Por un mundo sin Diabetes

Cómo leer el libro

¿Tienes prisa de curar la diabetes? Te comprendo totalmente, yo también lo estaría. Pero en medicina casi nunca es aconsejable apresurar las cosas. Ten en cuenta que estarás trabajando la parte más valiosa de tu ser: tu salud. Avanza despacio, reflexiona, medítalo y ejecuta las acciones a tu ritmo. Te aconsejo leer el libro completo para que tengas un conocimiento poderoso de todo lo que debes de saber para revertir la diabetes y ayudarle a más personas a mejorar su salud.

Te comparto de todo corazón mis conocimientos, experiencias y aprendizajes que te ayudarán a mejorar tu metabolismo a niveles óptimos. Avanza a tu ritmo, el tiempo es tu mejor aliado, no te compares con los demás y pide ayuda de otros durante el camino.

Además, puedes unirte a nuestra comunidad lectora para discutir puntos de vista y escuchar opiniones de los demás.

Aquí tienes algunas recomendaciones para sacarle el máximo provecho a este libro:

- **Prepara un ambiente cómodo:** encuentra un lugar tranquilo con buena iluminación.
- **Establece un objetivo:** decide cuántas páginas o capítulos leerás en cada sesión. Esto te ayudará a mantener el enfoque.
- **Lee activamente:** subraya o toma notas sobre las ideas importantes. Escribe preguntas o reflexiones en los márgenes o en un cuaderno.
- **Haz pausas:** si el libro es denso o complejo, tómate descansos para reflexionar sobre lo que has leído.
- **Discute lo leído:** únete a la comunidad *Sugar Care*.
- **Aplica lo aprendido:** piensa cómo puedes aplicar estos consejos y recomendaciones en tu vida diaria.
- **Disfruta del proceso:** no te presiones demasiado. La lectura debe ser placentera, así que tómate tu tiempo.

La medicina es una disciplina compleja. El seguimiento médico es indispensable en este proceso. Consulta con tu médico de confianza acerca de los cambios que vas a comenzar a implementar. Es natural que requieras ajuste de medicamentos o vigilar ciertos parámetros de laboratorio.

Puedes acercarte a nosotros para una ayuda personalizada, contáctanos a tráves de nuestros canales de comunicación.

- Sugar Care: sugarcare.com.mx
- Correo de contacto: info@sugar-care.com.mx
- Facebook e Instagram: Sugar Care
- Academia Sugar Care: academia.sugar-care.com.mx
- WhatsApp al +52 663-127 7541

Estimado lector...

Ya sea que utilices este libro para mejorar tu salud o ayudar a otras personas, espero de todo corazón que las recomendaciones, anécdotas, experiencias, opiniones y consejos que compartiré, impacten en tu vida, así como ha impactado en la mía de maneras que jamás imaginé a pesar de que estudié una especialidad en el metabolismo.

La medicina es una ciencia que avanza a pasos muy lentos. Cuando hay un descubrimiento, el método actual de medicina basada en evidencia demanda que se acumulen suficientes casos y hechos para darle la oportunidad de investigar más a fondo, retrasando su progreso.

Posteriormente, toman otros diez años en realizar ensayos clínicos grandes y poner a prueba distintas hipótesis para después considerar si realmente hay evidencia que sustenta la realización de cierta intervención beneficiosa para el paciente. Afortunadamente vivimos en una era donde la tecnología de la información permite transmitir ideas a través del mundo sembrando consciencia sobre los pilares olvidados de la salud: alimentación, sueño y ejercicio. De estos tres, ninguno figura en el programa de especialidad de Medicina Interna.

Sin embargo, al juzgar las recomendaciones médicas de acuerdo con resultados nos lleva al hecho de que muchas personas no obtienen bienestar ni previenen complicaciones cuando únicamente utilizan medicamentos. La razón es que los medicamentos disminuyen la glucosa, pero no corrigen las causas raíz de la enfermedad.

Los invito a tomar un rol activo en su salud para conservarla en primer lugar, para mejorarla en segundo y, tercero, recuperar dentro de lo posible, nuestro estado de bienestar. Recibir un diagnóstico de prediabetes o diabetes hace temblar a cualquiera por las connotaciones negativas de la enfermedad y por no sentirse acobijado por un sistema médico desinteresado en educarlo sobre la enfermedad y ayudarle a revertir una enfermedad curable.

Vivimos en una era donde los pacientes no buscan paternalismo de sus médicos tratantes. No buscan que les digamos qué hacer. Finalmente, las recomendaciones para tratar la diabetes parecen recetas de cocina; a todos le surten lo mismo de diferentes marcas, combinaciones y dosis. Esto es un enfoque destinado al fracaso en la mayoría de los casos. El mejor tratamiento para la diabetes tipo 2 es la educación de quien lo padece (o del cuidador primario).

Enseñarle por qué tiene la enfermedad, qué lo enferma, cómo comer bien, cómo organizar sus horarios de comer, qué seguimiento se le recomienda y cuáles son las metas y problemas para resolver.

El conocimiento es poder y si tú conoces la enfermedad y sus causas, tendrás todas las herramientas para poder revertirlo, yo te compartiré lo que necesitas saber para lograrlo.

No permitas que la diabetes te controle. Tú controla la diabetes.

Dr. Antonio Cota
Medicina Interna

Primera Parte

JOAQUÍN

Joaquín, un hombre de 45 años que vive en San Diego, California, empezó a sentirse cansado, orinar muchas veces y con problemas para tener relaciones con su pareja. Acudió al doctor, donde le diagnosticaron diabetes con glucosa arriba de 500 mg/dL y una hemoglobina glucosilada de 14%. Le comentaron que su enfermedad *era de por vida* y que su mejor amiga sería una tal *insulina*. Desconcertado con el diagnóstico y las palabras del médico, buscó otras opiniones; sin embargo, se encontró con la realidad del sistema médico: todos los médicos piensan de la misma forma.

Después de unos meses de lidiar con tratamientos inefectivos y falta de información confiable por parte de sus doctores, decidió acudir a consulta con el Dr. Cota a raíz de ver videos educativos en YouTube sobre un supuesto tratamiento para revertir la diabetes.

Para sorpresa de Joaquín, se le habló sobre nutrición, el ayuno intermitente, a mejorar su *micronutrición* con algunos suplementos y más extraño aún, que su diabetes se podía revertir y quitar la insulina. Joaquín se sintió incrédulo porque la opinión de todos los doctores era contraria, pero valía la pena intentarlo puesto que no se le está vendiendo un producto milagroso, sino que está recibiendo información educativa y orientación sobre buenos hábitos para bajar la glucosa sin incluir medicamentos.

Al cabo de un mes, sus glucosas,[1] de estar en 500 mg/dL en promedio, logran bajar a 150 mg/dL. Además, bajó seis kilos, normalizó su presión arterial y redujo los triglicéridos, cosa que no había podido a pesar de usar muchos medicamentos. En este momento se suspenden todas las pastillas y se reduce su insulina de 25 unidades al día a 10.

Al tercer mes de su tratamiento su glucosa ya se encontraba en 90-110 mg/dL, perdió otros cinco kilogramos de peso, ya no tenía cansancio y mejoró su función sexual sin medicamento. Se suspendió totalmente la insulina al ver que su hemoglobina glucosilada estaba en 6.7%. Joaquín empezó a revertir la diabetes en menos de tres meses a pesar de estar mega descontrolado al inicio.

Actualmente, Joaquín ya revirtió por completo la diabetes, no usa medicamentos desde hace más de 3 años y se encuentra en perfecto estado de salud.

[1] En la práctica diaria los doctores suelen usar este término para referirse a las mediciones de glucosa cuando se analizan en conjunto.

DATO CURIOSO: Joaquín fue el primer paciente que ayudé a revertir la diabetes en 2021.

¿Qué es la diabetes tipo 2?

De acuerdo con las definiciones actuales, las diabetes son un grupo de enfermedades crónicas que se generan cuando el páncreas no produce suficiente insulina o cuando el cuerpo no puede utilizar de forma eficaz la insulina que produce, lo que causa niveles elevados de glucosa de forma persistente asociado a complicaciones a corto, mediano y largo plazo. La insulina es una hormona que regula el azúcar en sangre. Sin embargo, esta definición tiene tres grandes fallos:

- **A.** La diabetes tipo 2 no es una enfermedad crónica e incurable.
- **B.** No contempla el problema de exceso de glucosa en el cuerpo.
- **C.** Las complicaciones no se deben solamente a los niveles elevados de glucosa (glucotoxicidad).

Si fuera cierto que la diabetes tipo 2 es una enfermedad crónica, incurable y progresiva, no habría personas que logran la reversión de la diabetes, ya que en la definición está implícito que no se puede dar marcha atrás. Y, sin embargo, los hay, como lo veremos más adelante, con la cirugía bariátrica.

En segundo lugar, la definición no toma en cuenta que en realidad muchas personas han acumulado azúcar en su cuerpo a lo largo de meses o años a tal grado que los mecanismos compensatorios del cuerpo para evitar la hiperglucemia se ven superados. Esto no significa un problema de secreción de insulina o fallos con su mecanismo de acción. A esto se le denomina fenómeno por desbordamiento. Hay tanta glucosa en las células, que las moléculas en el torrente sanguíneo ya no pueden entrar al interior de las células y comienzan a acumularse en la sangre. Esta hiperglucemia es detectada por el organismo aumentando la cantidad de insulina. En un inicio, esto intenta forzar la entrada de glucosa a las células y lo logra, aunque de forma temporal, ya que, con el tiempo, ya no habrá espacio en el interior de las células por más insulina que el páncreas secrete.

La diabetes tipo 2 es una enfermedad caracterizada por una acumulación excesiva de azúcar en el cuerpo, que provoca los siguiente signos y síntomas: nivel de azúcar en sangre alto, mucha sed (polidipsia), hambre excesiva (polifagia), aumenta el número de micciones (orinar muchas veces), pérdida de peso inexplicable y cansancio o debilidad. Algunas personas tienen signos o síntomas derivados de las complicaciones de las diabetes como síntomas visuales (retinopatías), entumecimiento o sensación de hormigueo en los pies y manos (neuropatía), presión alta y retención de líquidos (nefropatía), entre otros.

En tercer lugar, las complicaciones de la diabetes no solamente ocurren por los niveles elevados de glucosa. Los niveles altos de insulina, en un intento de compensar la hiperglucemia, generan un estado de hiperinsulinemia crónica que causa posiblemente la mayor parte de las complicaciones a mediano y largo plazo. Esto se explica conociendo los efectos de la insulina.

Por otro lado, teniendo en cuenta los miles de casos de diabetes con insuficiencia renal, retinopatías, neuropatías y otras complicaciones, se observa que estas consecuencias ocurren aún en personas con glucosas normales a expensas de medicamentos.

En otras palabras, bajar los niveles de glucosa con mucho medicamento o insulina, no garantiza la prevención de complicaciones. Esto quiere decir que, si las consecuencias suceden aun normalizando la glucosa, entonces debe haber una explicación por la cual estas personas con niveles normales de glucosa aún siguen presentando estos problemas. La respuesta está en la hiperinsulinemia. El tratamiento de la diabetes debería incluir estas dos áreas, cuando menos. Por un lado, corregir la hiperglucemia, y por el otro, mejorar la hiperinsulinemia.

Esta comprensión de la enfermedad como un estado en el cual hay un exceso de glucosa acumulado en el cuerpo es muy clara. Tus niveles altos de glucosa son solo el síntoma de la enfermedad. La raíz del problema es la combinación de varios factores de tu alimentación y estilo de vida que culminan desarrollando resistencia a la insulina e hiperglucemia. No se necesitan medicamentos para "controlar la enfermedad". Se necesitan cinco estrategias:

- No meterle más azúcar al cuerpo
- Ayudarle a tu cuerpo a eliminar el azúcar acumulado
- Corregir la hiperinsulinemia
- Mejorar tu microbiota intestinal
- Regular el cortisol

Estos son los cinco pilares del tratamiento para revertir la diabetes tipo 2. Algunos de ellos van encaminados a lograr la remisión de la diabetes, mientras que otros, se encargaran principalmente de mantener la reversión a largo plazo. Durante tu proceso de revertir la diabetes aprenderás cómo disminuir el consumo de azúcar en tu dieta, cómo ayudarle a tu cuerpo a eliminar el azúcar acumulado, equilibrar tu sistema hormonal y mejorar tu microbiota.

¿La diabetes tipo 2 es curable?

En el sentido tradicional, la diabetes tipo 2 no se considera curable, pero es posible lograr una remisión, esto significa que los niveles de azúcar en sangre pueden volverse normales sin necesidad de medicación; sin embargo, la realidad es que sí es curable en todo el sentido de la palabra como lo analizaremos más adelante en este libro. Esto se puede lograr a través de cambios en el estilo de vida, como:

1. **Alimentación saludable**: seguir una dieta equilibrada e integrando el ayuno correcto.
2. **Microbiota e incretinas**: mejorar la salud intestinal procurando alimentar las bacterias buenas para producir hormonas intestinales que controlan la glucosa.
3. **Cortisol y estrés**: tener exceso de cortisol o alteraciones del ritmo del cortisol sube el nivel de glucosa.
4. **Función renal**: un estado postprandial mal llevado hace que tus riñones no bajen la glucosa y además que produzcan glucosa en exceso.

Es importante recordar que la condición puede volver si regresamos a los hábitos que nos enfermaron.

La definición de la diabetes tipo 2 nos dice que es crónica, progresiva e incurable. Esto supuestamente significa que no puedes quitar medicamento o insulina con la esperanza de que las cifras de glucosa mejoren. Se supone que la diabetes empeora con cada día que pasa, y la glucosa se vuelve, teóricamente, más difícil de controlar. Pero entonces, ¿cómo es que algunas personas revierten este proceso? Cada día que pasan cambiando su alimentación, les cuesta menos trabajo regular su glucosa. Incluso más allá, quitan medicamento o insulina y sus glucosas bajan.

Esto es revertir la diabetes, pero para no confundirte te explico estos conceptos que manejaremos en el libro:

A. **Revertir la diabetes:** es el proceso de corregir las causas que originaron la diabetes.
B. **Remisión de la diabetes**: es cuando se mantienen los niveles de glucosa por debajo de 130 mg/dL en ayuno y A1c menor a 6.5% sin medicamentos ni insulina.
C. **Curación de la diabetes**: es cuando ya no se tiene diabetes al mantener glucosas en ayuno por debajo de 100 mg/dL y una A1c menor a 5.7% sin medicamentos ni insulina, además de mantener estos niveles por al menos 6 meses continuos.

Curar una enfermedad se refiere al proceso de eliminar o resolver la causa subyacente de una condición médica, restaurando la salud completa del individuo. Esto puede incluir:

1. **Eliminación de síntomas:** disminuir o eliminar los signos y síntomas de la enfermedad.
2. **Restauración de la función:** devolver a un órgano o sistema a su funcionamiento normal.
3. **Erradicación de la causa:** tratar o eliminar la causa subyacente de la enfermedad, como una infección o un desequilibrio hormonal.

La cura puede lograrse a través de diversos medios, como medicamentos, intervenciones quirúrgicas, terapias físicas, cambios en el estilo de vida, o en algunos casos, simplemente con *tiempo*. No subestimes este último factor como un ingrediente esencial en tu tratamiento, ya que es un elemento que amplifica el resultado de tus acciones.

Sin embargo, no todas las diabetes son curables; algunas pueden ser tratadas para controlar los síntomas y mejorar la calidad de vida, pero no se pueden erradicar por completo. En este libro nos enfocamos en la diabetes tipo 2. No te preocupes si no estás seguro de que tipo de diabetes tienes, te llevaremos de la mano para que lo descubras.

Para revertir la diabetes tipo 2 es vital tener una comprensión clara del problema. Esta nueva definición de la diabetes es la más acertada y nos ayuda a elaborar un plan de tratamiento para que controles mejor tu nivel de glucosa. Es importante decirlo: la diabetes tipo 2 es una enfermedad alimentaria y relacionada con el estilo de vida.

Por lo tanto, las acciones para tratar y eliminar las causas subyacentes de la enfermedad van enfocadas en estas áreas, y esto se consigue con la pérdida de peso.

Cerca del 90% de las personas con diabetes tipo 2, son personas con sobrepeso u obesidad. También sabemos que cuanto mayor sea la pérdida de peso, mayor será la probabilidad de la remisión de la diabetes. La mayor parte de las remisiones se producen tras la cirugía bariátrica, que consiste en reducir el tamaño del estómago y acortar la longitud del intestino delgado, tras la cual se suelen conseguir pérdidas de entre un 20 a un 40% del peso, alcanzando unos valores de remisión de la diabetes al cabo de un año en el 60 al 70% de los pacientes.

De igual manera, se han observado unos resultados similares de remisión de la diabetes en pacientes que mediante una dieta muy estricta y ejercicio han conseguido perder más de 15 kilos. El problema en ambos casos es que, si el paciente vuelve a recuperar el peso perdido, los niveles de glucemia volverán a aumentar.

Hoy en día sabemos que si se acumula grasa en el páncreas se reduce de manera importante su capacidad de producir y liberar insulina hacia la sangre, y, por otra parte, si se acumula grasa en el hígado, comienza a liberar glucosa hacia la sangre, aunque sus valores ya se encuentren elevados. La manera de revertir este problema consistiría en reducir la cantidad de grasa tanto en el páncreas como en el hígado y esto solamente se puede conseguir mediante pérdidas importantes de peso.

Teniendo en cuenta lo anterior podríamos pensar que si sometiésemos a cirugía o a dietas muy estrictas a todas las personas con diabetes tipo 2 conseguiríamos la remisión en un elevado porcentaje, lo cual es cierto; sin embargo, observamos que en la vida real tan solo se utilizan estas alternativas en un número muy reducido de pacientes, y esto es debido a que ambos tratamientos presentan efectos adversos, riesgos y una baja eficacia en un número elevado de personas.

Sin duda, tiene una gran cantidad de beneficios. El primero es que al normalizarse los niveles de glucosa en sangre, desaparece el riesgo de desarrollar complicaciones a largo plazo. Otro beneficio es que no necesitarán tomar ningún medicamento para el buen control de la diabetes, y en muchos casos tras la pérdida de peso también mejoran los niveles de colesterol y los valores de la presión arterial, por lo que en muchos casos tampoco necesitarán medicamentos para estas enfermedades, y su riesgo cardiovascular será mucho menor.

Por último y no menos importante, está el beneficio psicológico que presentan estos pacientes al saber que su control es excelente y que su riesgo de desarrollar complicaciones es muy bajo.

Por lo tanto, podríamos decir que para algunos pacientes ha cambiado el paradigma de que la diabetes es una enfermedad progresiva y para toda la vida, y que en el futuro probablemente se consiga ampliar el número de pacientes en quienes se puede alcanzar la remisión de la enfermedad, al menos temporalmente y en los estadios iniciales, mediante el uso de tratamientos encaminados a conseguir pérdidas de peso.

En 2009, una declaración de consenso a iniciativa de la *American Diabetes Association* sugirió que "remisión", sea entendida como la "disminución o desaparición de los signos y síntomas", debía adoptarse como término descriptivo. Se propusieron tres categorías de remisión: parcial, completa y prolongada. Recientemente, la terminología y los criterios de remisión han sido actualizados en un documento de consenso conjunto de varias sociedades científicas, unificando la remisión en un solo concepto.

El primer indicio de que se podía lograr la remisión de la diabetes tipo 2 provino de las experiencias de los pacientes después de la cirugía bariátrica. Se observó que las personas con diabetes podían omitir todos los medicamentos para la diabetes, incluida la insulina y las concentraciones de glucosa en sangre regresaban al rango objetivo entre 24 y 48 horas después de la cirugía, mucho antes de cualquier pérdida de peso significativa.

Esto planteó la pregunta: ¿qué estaba impulsando este cambio? Las tasas de remisión, particularmente después de un bypass gástrico en Y de Roux o una derivación biliopancreática, eran muy altas para pasar desapercibidas.

Los mecanismos por los cuales la cirugía bariátrica provoca estas mejoras en la glucemia no se comprenden completamente, aunque se ha implicado: la restricción de energía, el tono vagal, las hormonas intestinales, el metabolismo de los ácidos biliares y la reprogramación del metabolismo intestinal de la glucosa.

El estudio Counterbalance (COUNTERacting BetA cell failure by Long term Action to Normalize Calorie IntakE) puso a prueba la hipótesis de que las personas con diabetes tipo 2 pueden alcanzar una glucemia en ayunas normal después de una dieta muy baja en carbohidratos (VLCD) y que además se pueden mantener estables al comer sin restricción calórica.

En este estudio se reclutaron personas con diabetes tipo 2 para ser sometidos a una restricción calórica y evaluar la producción de insulina del páncreas, así como su relación con los niveles de glucosa. Se inscribieron 48 participantes de los cuales 18 fueron excluidos debido a la duración de la diabetes. Se compararon los efectos entre los sujetos con diabetes de corta duración (menos de 4 años) y larga duración (más de 8 años). Este estudio longitudinal prospectivo de un solo centro comprendió tres fases: VLCD durante 8 semanas; un retorno escalonado a la ingesta isocalórica de alimentos normales durante 2 semanas; y un programa de mantenimiento de peso individualizado y estructurado durante 6 meses. La dieta VLCD consistió en una fórmula de dieta líquida (43% carbohidratos, 34% proteínas y 19,5% grasas), tres batidos por día. Además, se consumieron hasta 240 g de verduras sin almidón, lo que hace que la ingesta total de energía sea de 624-700 kcal/día. Se animó a los participantes a beber al menos 2 litros de agua sin calorías por día y a mantener su nivel habitual de actividad física. Los participantes interrumpieron todo tratamiento antidiabético inmediatamente antes del estudio inicial, pero continuaron con su tratamiento habitual para reducir los lípidos y para la presión arterial.

En este estudio, los respondedores se definieron como aquellos que alcanzaron una glucemia en ayunas menor a 126 mg/dL después de volver a una dieta isocalórica. Inmediatamente después de la VLCD de 8 semanas, el 87% de los grupos de diabetes de corta duración y el 50% de los grupos de diabetes de larga duración alcanzaron niveles de glucemia plasmática en ayunas por debajo de 126 mg/dL. Esto, recalcamos en tan solo 2 meses, sin medicamentos, sin insulina. Los sujetos respondedores reestablecieron la sensibilidad a la insulina del hígado y la respuesta de la insulina de la primera fase. Los no respondedores se caracterizaron por evidencia de deficiencia de insulina al inicio y falta de capacidad para regenerar la capacidad de secreción de insulina. Seis individuos en este estudio reiniciaron la medicación para la diabetes durante el período de mantenimiento de pérdida de peso de 6 meses. Aun así, la proporción de pacientes que logró y mantuvo la remisión parcial de la diabetes y recuperación de la función pancreática durante 6 meses es substancial.

Este estudio proporcionó datos que sugieren que restaurar la fisiopatología subyacente podría ayudar a controlar la glucemia, tomando en cuenta como eje centra la restricción calórica. La aparición de la diabetes tipo 2 es una consecuencia de una sobrenutrición. Es decir, la gente come mucho. Identificar las causas últimas que conllevan a ese estado de sobrenutrición es de vital importancia para estabilizar la glucosa sin llegar a soluciones drásticas, pues en ocasiones, estos remedios salen más caros que la enfermedad.

Es notable la creencia de que la hiperglucemia contrasta la pérdida inexorable de la función de las células β en las personas con diabetes de tipo 2. Esta baja producción de insulina se considera irreversible y progresiva. Esto es cierto si se mantiene un balance calórico positivo crónico. Sin embargo, durante las observaciones a largo plazo de este estudio (3 años) con sujetos sometidos a una restricción calórica, se conserva la remisión de la diabetes siempre y cuando se mantenga un peso saludable. La demostración actual de la reversión de la diabetes de tipo 2 en este estudio, aunque con pocos participantes, debería abrir la puerta a investigaciones futuras sobre la verdadera causa de este trastorno metabólico como una adaptación del cuerpo frente al exceso de comida.

Las dietas bajas y muy bajas en carbohidratos están en su pleno apogeo y se ha demostrado que los enfoques basados en la restricción de carbohidratos en atención primaria son una forma segura y aceptable para que las personas con diabetes optimicen su control glucémico. Sin embargo, la capacidad de la restricción de carbohidratos específicamente para producir la remisión de la diabetes es menos clara porque la pérdida de peso a menudo es necesaria. Esto conduce a la posibilidad de que optimizar el control de la diabetes tipo 2 mediante la restricción de carbohidratos pueda ser una "mitigación de la diabetes" en lugar de una remisión fisiológica, porque la patología subyacente puede no estar alterada si no hay pérdida de peso y, por lo tanto, regresar a un patrón dietético normal puede llevar al retorno de la hiperglucemia. Mientras que la dieta ayuda a llegar a la remisión de la diabetes, hay otras alteraciones metabólicas que requieren corrección para que esa diabetes no regrese.

Actualmente, no hay duda de que la diabetes tipo 2 se revierte gracias a los descubrimientos en cirugía bariátrica y los nuevos avances de la medicina. A través de una alimentación baja en carbohidratos desde los tiempos de Atkins, incorporando el ahora tan popular ayuno intermitente, se puede revertir la diabetes tipo 2.

El problema es que muchas personas tienen un mal diagnóstico de su estado de salud y, además, normalmente no se considera la alimentación ni el ayuno como parte del arsenal para corregir problemas de salud. Revertir la diabetes y mantener la remisión a largo plazo es todo un desafío, pero hoy eso es posible afortunadamente sin necesidad (en la mayoría de los casos) de una intervención quirúrgica.

Históricamente, el estilo de vida, incluyendo las intervenciones dietéticas, no se ha considerado una forma de tratamiento, del mismo modo que los productos farmacéuticos. Los datos emergentes respecto a la remisión de la diabetes desafían este punto de vista y podrían llevar a la idea de que se debe ayudar a las personas a equilibrar la elección entre usar la dieta como un tratamiento activo con uno que sea compatible con una forma de vida placentera. Por lo tanto, el enfoque dietético que logra la remisión de la enfermedad debe verse como un tratamiento activo considerando que el individuo encuentre este enfoque sostenible a largo plazo. Entender mejor la enfermedad nos ha abierto los ojos a una perspectiva integral y más amplia del panorama que representa la diabetes tipo 2.

¿CÓMO SE DIAGNOSTICA LA ENFERMEDAD?

La diabetes es un grupo de enfermedades (son varios tipos distintos con diferentes causas) caracterizadas por una hiperglucemia crónica que conlleva complicaciones para la salud. La forma de detectar estos grupos de enfermedades es midiendo tus niveles de glucosa. Existen 4 formas de diagnosticar la diabetes:

- **Glucosa sérica** en ayunas mayor a 126 mg/dL en repetidas ocasiones.
  *En ausencia de un estrés fuerte en las últimas 6 semanas.
  *La glucosa alta en ayuno no puede ser atribuida a otra condición.
- **Hemoglobina glucosilada** (HbA1c) mayor a 6.5% ,
  *Siempre y cuando no tengas anemia o alguna enfermedad hematológica.
- **Glucosa sérica mayor a 200 mg/dL** después de 2 horas al ingerir una carga de 75 gramos de glucosa.
- **Glucosa sérica mayor a 200mg/dL** con síntomas presentes de diabetes.

Aunque todas tienen sus ventajas y desventajas a la hora de realizar e interpretar los resultados, las dos primeras pruebas son las más utilizadas, económicas y que cualquier laboratorio las realiza. Ten en cuenta que estas pruebas no son de utilidad para distinguir el tipo de diabetes, si es tipo 1, tipo 2 o algún otro.

El diagnóstico se establece si se cumple al menos uno de estos criterios medido con un ayuno de entre ocho y doce horas. Mi recomendación es que utilices los dos primeros: glucosa en ayuno y hemoglobina glucosilada (A1c) siempre en combinación, de ser posible. En caso de que un parámetro salga elevado y otro no, siempre se considera el parámetro más alto como válido. La razón de estas discrepancias entre estas pruebas de laboratorio es que cada una de ellas refleja una parte diferente de tu metabolismo con relación a cómo responde y maneja tu cuerpo la glucosa. De hecho, en la diabetes gestacional (diabetes diagnosticada durante el embarazo) es más útil la curva de tolerancia a la glucosa que las demás.

Estas pruebas son de utilidad también para darle seguimiento a tu tratamiento, algunas pruebas reflejan el cambio más rápido que otras. Por ejemplo, la hemoglobina puede tardar hasta 3 meses en bajar, según cada paciente. La glucosa en ayuno es la que primero refleja el cambio y las más tardada en mostrar la respuesta al tratamiento es la curva de tolerancia a la glucosa.

Ahora bien, tener niveles altos de glucosa no necesariamente significa tener diabetes tipo 2. Si la glucosa está alta, tenemos resistencia a la insulina y un exceso de glucosa en el cuerpo, entonces sí es diabetes tipo 2. Pero si no hay resistencia a la insulina y no tenemos exceso de glucosa, deberá revisarse por qué está subiendo la glucosa de manera persistente. Dicho de otro modo, si tienes glucosa alta, sin resistencia a la insulina y sin un exceso de glucosa en el cuerpo, cambiar la alimentación y hacer el ayuno intermitente no te ayudará a revertir la diabetes.

En estas situaciones es importante detectar si tu cuerpo la produce en exceso por un desequilibrio hormonal (insulina y sus hormonas contrarreguladoras), a menos que exista un diagnóstico clínico claro como un individuo con síntomas clásicos de hiperglucemia o crisis hiperglucémica y glucosa plasmática aleatoria ≥200 mg/dL; siempre es necesaria la confirmación para establecer el diagnóstico. Esto se puede lograr mediante dos resultados anormales de pruebas de detección, medidos al mismo tiempo o en dos momentos diferentes.

Si se utilizan muestras en dos momentos diferentes, se recomienda que la segunda prueba, que puede ser una repetición de la prueba inicial o una prueba diferente, se realice de manera oportuna. Por ejemplo, si la A1C es del 7.0% y un resultado repetido es del 6.8% se confirma el diagnóstico de diabetes. Dos pruebas diferentes que tengan resultados superiores al umbral de diagnóstico cuando se recolectan al mismo tiempo o en dos momentos diferentes también confirmarían el diagnóstico. Por otro lado, si un individuo tiene resultados discordantes en dos pruebas diferentes, entonces se debe repetir el resultado de la prueba que esté por encima del punto de corte diagnóstico, con una cuidadosa consideración de los factores que pueden afectar los niveles medidos de A1C o glucosa. El diagnóstico se realiza con base en la prueba de detección confirmatoria. Por ejemplo, si un individuo cumple el criterio de diabetes de A1C (dos resultados ≥6,5%) pero no la glucosa en ayuno (<126 mg/dL), esa persona debe ser considerada diabética.

Lo que hacemos en la actualidad es tomar decisiones terapéuticas en función de características clínicas (edad, peso, nivel de glucemia, riesgo cardiovascular, etc.). En función de ello, elegimos una estrategia farmacológica que complementa el plan de alimentación y de actividad física recomendado en las guías clínicas. La estructura de macro y micronutrientes de la alimentación y el plan de actividad física siguen directrices uniformes. Ambas estrategias no contemplan las diferencias fisiopatológicas y clínicas subyacentes. Por su parte, las decisiones farmacológicas siguen estrategias y recomendaciones que parecen recetas de cocina, sustentadas por las evidencias de supuestos ensayos controlados y aleatorizados que incluyen grandes grupos de sujetos.

En una ocasión, una maestra de epidemiología me dijo una cosa que nunca olvidaré: "Los ensayos clínicos se controlan desde la metodología y en el análisis". Es decir, si quieres demostrar la efectividad de un medicamento, diseña un estudio cuyo resultado se vea favorecido por la metodología. O bien, los estudios se controlan desde el análisis: si ya tienes los números, barajea los resultados.

Detectar a estos sujetos con respuestas fuera del rango, emerge como un objetivo de la medicina de precisión. Desde la simple idea de concebir que cada uno tiene su tipo de diabetes hasta prescribir tratamientos de forma personalizada. Dos personas con diabetes tipo 2 no tienen la misma enfermedad. La combinación de factores que originan la hiperglucemia y las complicaciones crónicas que se van a presentar son únicas de cada persona. Así como lo lees: cada quien tiene su tipo de diabetes. La estrategia actual para la toma de decisiones hace que el esfuerzo terapéutico y, por lo tanto, su repercusión en la calidad de vida y en el coste sea igual para todos los individuos diagnosticados con el fenotipo de DM2. Elegir la estrategia terapéutica más eficiente para cada individuo es la idea sustentada con hallazgos en la evaluación médica sustentada o complementada con estudios de laboratorio más específicos en busca del problema.

Pueden coexistir alteraciones de la función de célula beta (resistencia a la respuesta de la glucosa o deterioro con disminución de la producción de insulina), alteraciones de la autoinmunidad pancreática, grados variables de inflamación, deterioro de la sensibilidad a la insulina en hígado y músculo, disminución de actividad incretina, deterioro de la cantidad y funcionalidad muscular y, también, anomalías de la función del tejido adiposo, tanto en cantidad, como en calidad y distribución. Este amplio espectro de factores interviene con diferentes intensidades y generan alteraciones fisiopatológicas con diferente clínica, respuesta variable a las estrategias terapéuticas y diferente pronóstico de complicaciones.

Una o varias vías fisiopatológicas entremezcladas configuran un fenotipo concreto; y presenta una clínica, evolución, pronóstico y respuesta a la terapia propia del grupo. Cada individuo se coloca en algún lugar dentro del grupo en función del espectro de la variación de cada rasgo según lo determinado por su genética, modulada por las exposiciones medioambientales (epigenética), el estilo de vida y el avance de la edad. En un futuro no muy lejano, será posible fenotipar o subclasificar a las personas con diabetes tipo 2 de acuerdo con sus alteraciones metabólicas individuales lo cual va a permitir un manejo y tratamiento más ajustado a su pronóstico de riesgo.

Aún es pronto para utilizar todo el potencial de la estrategia de subclasificar la diabetes tipo 2 con base a fenotipos distintos. Aun así, hoy tenemos a la mano análisis de laboratorio que existen desde hace años y no se ha obtenido todo el jugo que estos datos nos aportan acerca de la salud y del metabolismo de la glucosa de un individuo. Es pura lógica y sentido común, el menos común de los sentidos. Si el problema es la glucosa alta, ¿qué te gustaría saber? Cuanta insulina tiene una persona por supuesto o cuánta insulina produce su páncreas porque esta hormona, como todos saben, es eje central en la regulación de la glucosa.

¿QUÉ DIABETES TENGO?

Comentamos previamente que las diabetes son un grupo de enfermedades que se caracterizan por tener niveles elevados de glucosa por diferentes causas. Existen diferentes tipos, pero las más frecuentes son la diabetes mellitus tipo 1, y la 2. En este libro nos enfocamos en revertir la diabetes tipo 2 con estas recomendaciones. Si tienes otro tipo de diabetes, estos consejos son *necesarios* para regular mejor tu glucosa y disminuir las complicaciones, aunque no son *suficientes* para revertir otros tipos de diabetes.

La diabetes tipo 1 es una enfermedad en la cual no hay insulina en absoluto y corresponde entre un 5-10% de todos los casos de diabetes a nivel mundial. En los últimos años ha habido un ligero aumento de su incidencia (más casos nuevos) posiblemente debido a un estado de inflamación crónica por nuestro modo de vida actual. Es una enfermedad con un fuerte componente genético y casi siempre se detecta entre los cuatro y ocho años; sin embargo, puede ocurrir a cualquier edad. En esta enfermedad el tratamiento más importante sin duda es el uso de insulina. Usualmente, una persona con este tipo de diabetes tiene un péptido C en cero o cercano a este número, lo cual refleja que el páncreas produce nula o mínima cantidad de insulina y, en consecuencia, tiende a no tener resistencia a la insulina.

En cambio, la diabetes tipo 2, la cual es la más común a nivel mundial con una prevalencia estimada del 70-80% de todos los casos de diabetes, generalmente aparece en la edad adulta y es una enfermedad causada por una mala alimentación y asociada al estilo de vida. Esta enfermedad también puede ser detectada a cualquier edad y de hecho cada día es más diagnosticada en niños. Es posible revertirla trabajando en diferentes aspectos de la vida, pero a veces distinguir entre una diabetes tipo 1, una diabetes tipo 2 y otros tipos puede ser muy difícil. Esto es importante, porque si no sabes qué sube tu glucosa, entonces no sabrás cómo revertir el daño.

A partir de conocer el tipo de diabetes se podrá determinar el tratamiento y el pronóstico. Además, como dato importante se estima que cerca del 10-20% de personas diagnosticadas con diabetes tipo 2 realmente no tienen diabetes tipo 2 o, peor aún, ni siquiera tienen diabetes y están bajo tratamientos inadecuados.

Así que, como puedes ver, el primer paso es confirmar cuál es tu problema metabólico.

Diferencias entre tipo 1 y tipo 2

Tipo de diabetes	Tipo 1	Tipo 2
Prevalencia	Corresponde al 5-10% de los casos	Corresponde al 70-80% de los casos

Tipo de diabetes	Tipo 1	Tipo 2
Edad de aparición	Casi siempre aparece entre los 5-12 años	Casi siempre aparece después de los 30 años
Necesidad de insulina	Es necesario usar insulina	No es necesario usar insulina
Medicamentos orales	No hay medicamentos orales	Existen muchos medicamentos orales
Alimentación	Ajustar carbohidratos con base en las dosis de insulina. Poca utilidad del ayuno para mejorar.	Bajar carbohidratos es clave y hacer ayuno intermitente
Monitoreo	El monitoreo de la glucosa debe ser diario	No es necesario el monitoreo diario
Reversibilidad	No es reversible	Es reversible
¿Prevenible?	Se puede prevenir, pero es muy difícil	Se puede prevenir

La diabetes tipo 1 es por desgracia una enfermedad que no se puede revertir con los tratamientos al momento de publicar este libro. Existen algunas terapias prometedoras, pero aún carecen de efectividad a mediano y largo plazo. Esperamos que la investigación continúe su avance y arroje nuevas posibilidades para estas personas. En el caso de la diabetes tipo 2, nos orientamos por los datos obtenidos de la historia clínica y estudios de laboratorios, entre ellos: a qué edad empezó con el problema, si ha tenido alguna cirugía, cómo ha sido su alimentación en los últimos años, qué medicamentos toma, su peso en los últimos años y la presencia de signos y síntomas de resistencia a la insulina.

Con base en estos factores podemos, la mayor parte de las veces, estar seguros de qué tipo de diabetes se trata.

Si la persona empezó a tener problemas de glucosa en la edad adulta, lleva una mala alimentación, vida sedentaria, además tiene presión alta, colesterol alto, hígado graso o problemas de sobrepeso (signos de resistencia a la insulina), lo más seguro es que tenga una diabetes tipo 2.

Pero también hay casos en los cuales no es tan fácil, y por darte unos ejemplos:

1. Cuando están usando medicamentos que causan diabetes.
2. Cuando tuvieron problemas con el páncreas.
3. Cuando usan demasiada insulina (más de 100 unidades al día).
4. Cuando existen muchos problemas hormonales al mismo tiempo.
5. Cuando existen otros problemas no comunes en la diabetes.

En estos casos, podría ser necesario realizar algunos estudios para aclarar cuál es el tipo de diabetes que tienes. Algunos de estos estudios pueden incluir:

- Nivel sérico de insulina
- Péptido C en suero
- Cortisol sérico matutino
- HOMA-ir
- Anticuerpos anti-GAD65.
  *Recomendado si el Péptido C es menor a 1.0 para diagnosticar diabetes LADA

Los resultados consistentes con una diabetes tipo 2 serian:

- Nivel de insulina mayor a 10 µUI/mL
- Péptido C mayor a 1.0 ng/mL
- Cortisol sérico matutino menor a 13 µg/dL
- HOMA-ir mayor a 3.0

Ante una persona con hiperglucemia y los resultados de laboratorio mayores a estos números, casi con toda seguridad tiene una diabetes tipo 2. Es importante considerar el uso de medicamentos que puedan modificar estos valores y los posibles cambios en la alimentación o ayuno intermitente que esté haciendo la persona. Para una correcta interpretación es aconsejable acudir con un médico especialista en diabetes para minimizar el margen de error al interpretar los estudios.

El **cortisol** es la hormona del estrés y puede incrementar los niveles de glucosa. Una diabetes por cortisol alta generalmente no responde a la alimentación baja en carbohidratos ni al ayuno intermitente, como comentaremos más adelante en este libro.

El análisis de anticuerpos anti-GAD65 (anti-descarboxilasa de ácido glutámico) merece una mención especial. Este es una muestra de sangre común y lo que se mide es la presencia de proteínas que destruyen las células beta del páncreas que producen insulina. Una persona con glucosas altas y anticuerpos anti-GAD65 elevados usualmente tiene una diabetes tipo LADA que conlleva un tratamiento ligeramente diferente al tipo 2.

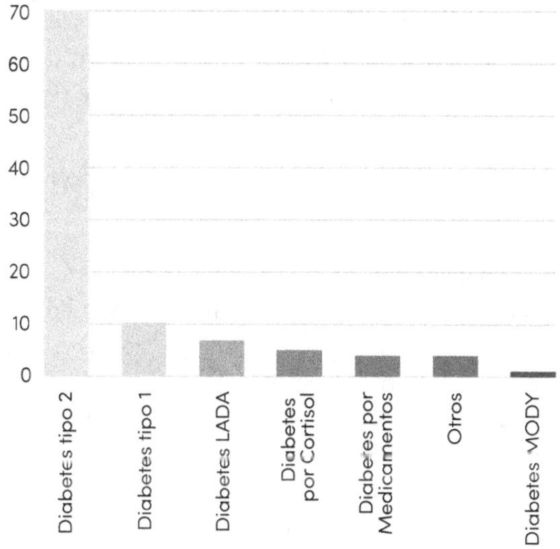

Tipos de diabetes y su prevalencia. ***American Heart Association (ADA) 2025.***

Existe un debate sobre si la diabetes autoinmune de progresión lenta con inicio en la edad adulta debe denominarse diabetes autoinmune latente en adultos (LADA) o diabetes tipo 1. La prioridad clínica con la detección de LADA es la conciencia de que en adultos puede ocurrir una destrucción lenta de las células β autoinmunitarias, lo que lleva a una duración prolongada de la capacidad secretora marginal de insulina. Para esta clasificación, todas las formas de diabetes mediadas por la destrucción autoinmune de células β, independientemente de la edad de aparición, se incluyen bajo la rúbrica de diabetes tipo 1.

El uso del término LADA es común y aceptable en la práctica clínica y tiene el impacto práctico de aumentar la conciencia de una población de adultos que probablemente tengan una destrucción progresiva de las células β autoinmunes y que, además, existen otros tipos de diabetes, además del tipo 1 y tipo 2.

Tener otros factores que destruyen tu páncreas es de vital importancia y debería considerarse al momento de prescribir tanto un tratamiento, como el pronóstico. Aunque la medición de anticuerpos es imperfecta para confirmar un diagnóstico de diabetes LADA, es importante la determinación de anticuerpos como anti-GAD 65, anti-IA-2 o anti-ZnT8 para evitar una clasificación errónea de algunos individuos con diabetes tipo 2. La precisión del diagnóstico puede mejorarse mediante el uso de pruebas de mayor especificidad disponibles en la mayoría de los laboratorios hoy en día. Un tratamiento solo puede ser correcto si el diagnóstico es correcto.

Cada paciente es distinto, según los antecedentes que tengan, sus problemas de salud actuales y su estilo de vida. La realidad es que en muy pocos casos existen dudas sobre qué tipo de diabetes tienen. Y en caso de duda, nos apoyamos con algunos estudios para confirmarlo.

En función del fenotipo, podemos considerar la utilidad de modificar la relación de macronutrientes de la alimentación, el tipo de ayuno intermitente, los micronutrientes clave con beneficios más allá de la normalizar los niveles de glucosa. De esta forma, se perfilan estrategias de alimentación, de actividad física y farmacológicas más eficientes, minimizando el impacto en la calidad de vida del sujeto y el coste global. Por ello, es importante profundizar en el fenotipado como forma de avanzar en el tratamiento de la diabetes tipo 2. Cada paciente tiene su tipo de diabetes único. Los estudios de laboratorio nos permiten confirmar qué tipo de diabetes tiene una persona cotejado con su situación clínica y cuál es la mejor forma de tratarlo.

El sustrato fisiopatológico de la diabetes tipo 2 es la resistencia a la insulina, mismo que provoca un estado de hiperinsulinemia compensatoria. Es importante detectar si existen signos de resistencia a la insulina porque esto puede cambiar mucho tu tratamiento. El concepto como tal puede generar confusión por lo que hemos decidido dedicarle un espacio exclusivamente para explicarlo.

La Hiperinsulinemia

Es muy posible que hayas escuchado la famosa *resistencia a la insulina* como la causa última de la diabetes tipo 2. Esta resistencia a la insulina nos dice que a pesar de que tu cuerpo sí tiene insulina, esta hormona no puede hacer sus efectos de controlar tu glucosa porque hay *algo* en tu cuerpo que bloquea su efecto. El problema es que no existe ese *algo*, ni nada malo con la insulina a nivel molecular, estructural y funcional. Tampoco existe *algo* que afecte la función de la insulina. Los pacientes con diabetes tipo 2 no tienen ningún problema en el funcionamiento de su cuerpo, es por esta razón que se puede *regenerar* hasta tal grado de revertir la diabetes.

En la diabetes tipo 1 no hay nada de insulina. Pero en la diabetes tipo 2 existe un exceso de insulina en tu cuerpo. Este exceso de insulina es provocado por una dieta alta en carbohidratos refinados, es decir, una dieta alta en azúcar y falta de periodos de ayuno (periodo voluntario de no ingerir calorías por determinado tiempo).

Al comer azúcar, el cuerpo necesita producir más insulina para controlar esta carga de azúcar que estás ingiriendo. Esto hace que tu cuerpo conserve demasiada insulina (hiperinsulinemia) y, a su vez, aumenta la acumulación de azúcar en tu cuerpo y provocando también resistencia a la insulina

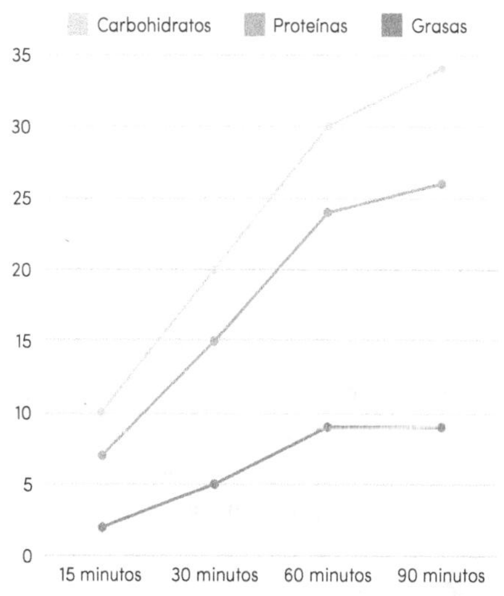

Gráfica que muestra la elevación de insulina, en respuesta a la ingesta de carbohidratos, proteínas y grasas

Cada vez que uno come, el cuerpo produce insulina para distribuir la cantidad de energía proveniente de la alimentación que será quemada en este momento y la que se va a almacenar en forma de glucógeno o grasa para su uso posterior. Todo alimento causa liberación de insulina, pero los carbohidratos son la parte de la comida que más producen esta liberación de insulina. Las proteínas liberan insulina en segundo lugar, ligeramente por debajo de los carbohidratos y las grasas son las que menos resistencia a la insulina causan.

Lo anterior significa que hay alimentos que suben la glucosa y suben mucho la insulina, como los carbohidratos refinados. También hay alimentos que casi no suben la glucosa, pero suben mucho la insulina, como las proteínas, carbohidratos complejos o los endulzantes artificiales; por otro lado, hay alimentos que casi no suben la glucosa ni la insulina, como las grasas saludables.

¿Comprendes el punto? Hay que bajar mucho el consumo de carbohidratos refinados, moderar el consumo de carbohidratos complejos, proteínas y aditivos de la comida, y aumentar ligeramente el consumo de grasas, de lo contrario, estarás produciendo mucha insulina cada vez que comas y esto te llevará a un estado de hiperinsulinemia.

La resistencia a la insulina obliga a mantener niveles elevados de insulina plasmática (hiperinsulinemia), lo que estimula la lipogénesis (producción de grasa) por el tejido adiposo. Esto favorece la obesidad abdominal y la producción hepática de triglicéridos, que se liberan a la sangre dando lugar a dislipidemia (hipertrigliceridemia, disminución de HDL [lipoproteínas de alta densidad] y aumento de pequeñas partículas de LDL [lipoproteínas de baja densidad]). Este desorden metabólico en las grasas promueve la hipertensión arterial y otras complicaciones cardiovasculares.

La hiperinsulinemia se ve asociada a riesgo cardiovascular, dado que promueve factores como obesidad, hipertensión arterial y dislipidemia, con LDL pequeñas y densas, particularmente aterogénicas, así como otros factores de riesgo menos conocidos: hipercoagulabilidad, disfunción endotelial e inflamación crónica. Por este motivo, resulta preocupante que los pacientes con resistencia a la insulina e hiperinsulinemia tengan una alta probabilidad de desarrollar enfermedades cardiovasculares, insuficiencia renal, ceguera, neuropatías e incluso cáncer generando una mortalidad prematura.

La principal causa de muerte a principios del siglo XX fueron las enfermedades infecciosas como tuberculosis, neumonía e infecciones gastrointestinales, pero gracias al mejoramiento del saneamiento público y el desarrollo de agentes antimicrobianos, dichas enfermedades en la actualidad son poco comunes y más fáciles de tratar. Sin embargo, en el siglo XXI, las afecciones causadas por agentes infecciosos han sido reemplazadas por las enfermedades cardiovasculares, complicaciones diabéticas y el cáncer, conocidas también como "enfermedades de la civilización" o "enfermedades relacionadas al estilo de vida", como las causas de muerte secundarias más comunes.

El exceso de insulina produce diferentes efectos adversos en los órganos, aparatos y sistemas del cuerpo, adquiriendo gran importancia en los adultos.

Por el proceso natural de envejecimiento se tiende a la aparición de problemas de salud existiendo una respuesta fisiológica ineficiente por parte del organismo, favoreciendo la aparición de resistencia a la insulina e hiperinsulinemia.

ENTIENDO QUE HAY MUCHA INSULINA, PERO ¿Y LA RESISTENCIA?

El cuerpo humano como todos los organismos vivos tienen mecanismos de desensibilización para protegerse de la sobreexcitación. Es similar a cuando entramos a un cuarto donde hay mucho ruido y al principio nos molesta demasiado, pero si frecuentamos este lugar, al cabo de unos días los oídos y el nervio auditivo generan cambios para disminuir la audición. Esto evidentemente hace que escuches menos, pero como un mecanismo para proteger tus oídos. Si quieres volver a escuchar intensamente tendrás que subir el volumen. Subir el volumen del ruido es intensificar el estímulo para obtener el efecto que tenías antes de volverte resistente al ruido. El problema es que, al aumentar el estímulo, mantenerlo constante y prolongado en tiempo, sobrepasas la capacidad de tolerancia de tus oídos y comienzas a tener problemas de audición.

Lo mismo ocurre con la insulina. En un inicio la glucosa entra a las células sin problema porque hay mucho espacio en el interior de esta. Con el tiempo, esas moléculas de glucosa comienzan a acumularse en el interior y la célula genera cambios para protegerse y evitar morir de tanta glucosa. Los cambios que generan consisten en una regulación a la baja de receptores para la insulina, es decir, disminuye las compuertas que la insulina puede abrir para que la glucosa entre. Sin embargo, esto hace que ciertas moléculas de glucosa queden en la sangre y esta hiperglucemia causa los síntomas de la diabetes y, además, intensifica por sí mismo el estímulo para liberar más insulina por el páncreas. Este aumento de insulina intenta forzar la entrada de glucosa a las células como lo hacía antes de tener resistencia, pero recuerda que este efecto se logra a expensas de tener un exceso de insulina en la sangre. Así como el ruido más intenso sobrepasa la capacidad que tus oídos puedan soportar, la insulina sobrepasa la cantidad saludable que tu cuerpo puede soportar y se intensifican otros efectos de la insulina: síntesis de colesterol, triglicéridos, subir de peso, hígado graso, aumento en la presión arterial, inflamación crónica, daño endotelial, estimulante del apetito, proliferación celular aumentada, estrés oxidativo, entre otros.

Las intervenciones que normalizan/reducen las concentraciones de insulina en plasma podrían desempeñar un papel clave en la prevención y el tratamiento del deterioro relacionado con la edad, la obesidad, la diabetes mellitus tipo 2, las enfermedades cardiovasculares y el cáncer. La restricción calórica, el aumento del aclaramiento hepático de insulina y la maximización de la sensibilidad a la insulina son las tres principales estrategias disponibles para el manejo de la hiperinsulinemia.

Sin embargo, las personas pueden comer mal y no desarrollar resistencia a la insulina tipo 2. Es necesario otro ingrediente a esos malos hábitos para desarrollar la resistencia. Estamos hablando de periodos insuficientes de ayuno. Cuando una persona come, sube la insulina y esto exacerba la resistencia a la insulina como se comentó previamente, pero entonces, ¿no comer baja tu nivel de insulina y baja la resistencia a la insulina? La respuesta es simple: sí.

Realizar nuestras tres comidas y dos colaciones, como se nos ha recomendado tradicionalmente, estimula la liberación de insulina demasiadas veces, más allá de lo fisiológico. Y si, además, entre tu cena y el desayuno transcurren menos de doce horas, no hay tiempo suficiente para que la insulina baje a niveles normales. Es cuestión de equilibrar tu sistema hormonal teniendo una ventana de alimentación de doce horas y una ventana de ayuno de doce horas. De esta forma tu nivel de insulina se mantiene alto doce horas, pero después tiene doce horas para bajar al punto de equilibrio. Cuando la balanza está totalmente inclinada hacia el exceso de insulina, debes de tratar de bajar la balanza hacia el lado del ayuno, por eso hay personas que necesitan dieciséis o hasta veinticuatro horas de ayuno para que su insulina baje.

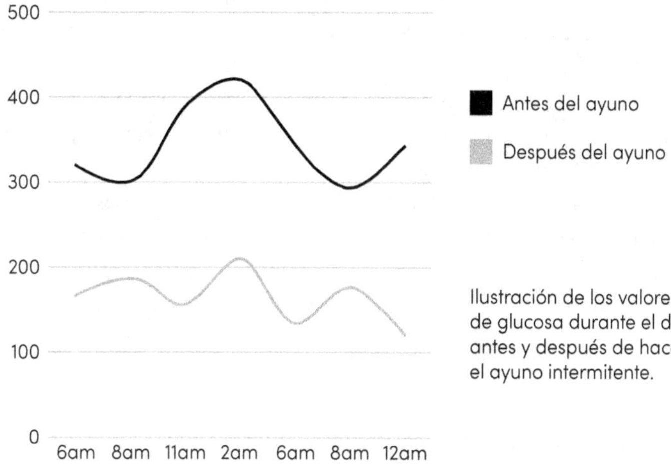

Ilustración de los valores de glucosa durante el día, antes y después de hacer el ayuno intermitente.

Impact of prolonged fasting on insulin secretion and insulin action. *American Journal of Physiology-Endocrinology and Metabolism, Vol. 320, No. 2. Feb. 2021.*

Para el diagnóstico de hiperinsulinemia, el profesional de salud debe considerar varios factores como los signos y síntomas del paciente, el historial médico, antecedentes y el examen físico, así como los resultados de laboratorio. La hiperinsulinemia puede ser diagnosticada mediante la cuantificación de los niveles de insulina en la sangre. Se define como niveles elevados de insulina en ayunas, generalmente por encima de los 10 µUI/mL. Además, de la cuantificación de la glucosa en ayunas, cuyo rango referencial es de 70-100 mg/dL. Sin embargo, los valores de referencia pueden variar según el laboratorio y la población evaluada.

La insulina

La insulina es una hormona esencial para el metabolismo de la glucosa, producida por las células beta en los islotes de Langerhans del páncreas. Su función principal es regular los niveles de glucosa (azúcar) en la sangre, permitiendo que las células utilicen la glucosa como fuente de energía o la almacenen para su uso posterior. La *insulina en suero* es la cantidad de insulina que circula en la sangre en un momento dado. La insulina es una hormona producida por el páncreas, que tiene un papel fundamental en la regulación de los niveles de glucosa en la sangre.

La insulina facilita la absorción de glucosa en las células del cuerpo, permitiendo que esta se utilice como fuente de energía o se almacene para su uso futuro. Un nivel adecuado de insulina en suero es crucial para mantener un equilibrio de glucosa en la sangre. Cuando el cuerpo no produce suficiente insulina (como en la diabetes tipo 1) o no puede usarla de manera eficiente (como en la diabetes tipo 2), los niveles de glucosa en la sangre aumentan, lo puede llevar a síntomas y complicaciones graves. Esto es crucial para confirmar qué tipo de diabetes se padece y cómo tratarlo o resolverlo.

Una muestra de sangre en ayuno preferentemente (también se puede medir la insulina después de comer) puede ser útil en los siguientes contextos:

- **Glucosa alta**: los niveles de insulina pueden ayudar a determinar si el cuerpo está produciendo suficiente insulina y confirmar qué tipo de diabetes es.
- **Evaluación de la resistencia a la insulina**: un nivel elevado de insulina en suero puede indicar que el cuerpo no está respondiendo adecuadamente a la insulina (resistencia a la insulina).
- **Monitoreo de tratamientos de diabetes:** los niveles de insulina pueden ayudar a ajustar las dosis de insulina o la terapia de tratamiento y revisar si la resistencia va disminuyendo o bien si el páncreas está recuperando función.

Los valores de insulina en suero pueden variar dependiendo del laboratorio y el método de análisis, pero en general se consideran los siguientes rangos aproximados:

- **En ayunas:** 2-25 µUI/mL (microunidades por mililitro).
- **Después de una comida o carga de glucosa:** los niveles pueden aumentar, dependiendo de la respuesta individual.

Un valor anormal de insulina en suero (demasiado bajo o alto) puede ser indicativo de problemas metabólicos que requieren atención médica.

Sin embargo, en condiciones ideales un nivel de insulina menor a 10 µUI/mL es el objetivo final, de ser posible. Niveles superiores a 10 UI se observan frecuentemente en personas con síndrome metabólico y estadísticamente aumenta el riesgo cardiovascular. El síndrome metabólico es una condición generada por múltiples causas que culmina en resistencia a la insulina. Su diagnóstico se establece a través de los siguientes criterios:

A. Presión arterial elevado mayor a 130/80 o estar bajo tratamiento para la presión alta.
B. Triglicéridos mayores a 150 mg (o estar tomando medicamento para bajarlos).
C. Colesterol HDL bajo (menor a 40 mg en hombres y menor a 50 mg en mujeres).
D. Exceso de grasa (sobrepeso, obesidad, exceso de grasa visceral o un perímetro de cintura/altura mayor a 0.5).
E. Glucosa en ayuno mayor a 100 mg o A1c mayor a 5.7%.

Entre más criterios tengamos, más apoya el diagnóstico de resistencia a la insulina. Se considera positivo tener al menos dos criterios, sea la combinación que sea. Lo cierto es que lo normal o estar metabólicamente sano, es no tener ninguno de estos puntos. Obsérvese que no se toma en cuenta el valor de colesterol total, como a muchos les preocupa. La razón es que los niveles de colesterol no tienen un gran impacto en la salud metabólica. Tiene mucho más peso la calidad de colesterol, determinados en cierta medida por la cantidad de triglicéridos y HDL en sangre. Tomando en cuenta estos criterios, podemos ver que hay personas con resistencia a la insulina que no necesariamente tienen glucosa alta, pueden tener resistencia a la insulina con presión arterial elevada y colesterol HDL bajo, pero sin tener diabetes.

Una persona con niveles de insulina mayor a 10 UI la mayor parte del tiempo tiene alguno o varios de los signos de resistencia a la insulina. Por otro lado, bajar tu nivel de insulina por debajo de 10 UI aumenta drásticamente la posibilidad de regular la presión arterial, triglicéridos, HDL y eliminar el exceso de grasa de manera natural.

Por supuesto que los niveles altos de insulina generan otras complicaciones a mediano y largo plazo que usualmente no se consideran. Por ejemplo, los crecimientos prostáticos (hiperplasia prostática benigna o cáncer de próstata) y de matriz (miomas o hiperplasia endometrial) son ocasionados por la hiperinsulinemia, en su mayoría. Disminuir la hiperinsulinemia mediante una alimentación baja en carbohidratos y realizar el ayuno intermitente correcto, ayudará en gran medida a atender estas complicaciones.

Existen otras pruebas para medir la resistencia a la insulina como el péptido C o el índice HOMA.

¿CUÁNTA INSULINA PRODUCE TU PÁNCREAS?

El péptido C es una molécula que se mide en el análisis de sangre y que tiene un papel importante en la evaluación de la función pancreática y en la determinación de la producción de insulina en el cuerpo. Es una sustancia que se produce cuando el cuerpo libera insulina.

El péptido C es una cadena de aminoácidos que se produce como parte de la síntesis de la insulina. Para entender su función, es útil conocer cómo se produce la insulina:

1. La insulina se produce en el páncreas, específicamente en las células beta de los islotes de Langerhans.
2. La insulina se sintetiza inicialmente como una proinsulina, que es una forma inactiva de la hormona.
3. La proinsulina se divide en dos partes: una es la insulina activa, y la otra es el péptido C. Ambos se secretan simultáneamente al torrente sanguíneo en cantidades proporcionales.

Por lo tanto, cuando se mide el péptido C en sangre, se obtiene una indicación indirecta de la cantidad de insulina que el páncreas está produciendo. La cantidad de péptido C y la insulina son proporcionales entre sí, pero el péptido C tiene una vida media más larga que la insulina, lo que lo hace útil en ciertos análisis. Si una persona está recibiendo inyecciones de insulina, el péptido C se puede medir para ver cuánto de esa insulina es producida por el cuerpo de forma natural y cuánto es administrado externamente.

Medir los niveles de péptido C es útil para diferenciar entre la diabetes tipo 1 (insulina deficiente) y la tipo 2 (resistencia a la insulina), especialmente en casos de diagnóstico ambiguo. En pacientes con diabetes tipo 2, los niveles de péptido C pueden ayudar a evaluar la capacidad del páncreas para producir insulina y a ajustar el tratamiento, ya que en algunas personas con diabetes tipo 2 puede ser necesario usar insulina. Así mismo, ayuda a marcar pauta de cuando retirar o suspender el uso de insulina a medida que las células beta se estén recuperando y reestablezcan la producción normal de insulina.

Los resultados del análisis de péptido C se interpretan en función de los valores normales que pueden variar según el laboratorio, pero generalmente se encuentran dentro del rango de 0.5 a 2.0 ng/a mL. Los niveles pueden diferir dependiendo de factores como la edad, el estado de salud general y el tratamiento que esté recibiendo la persona. Los niveles bajos de péptido C pueden indicar una baja producción de insulina, como en la diabetes tipo 1 o en etapas avanzadas de la diabetes tipo 2 con daño pancreático.

Los niveles elevados de péptido C pueden indicar resistencia a la insulina, como es común en la diabetes tipo 2. También pueden reflejar la presencia de otras enfermedades o verse alterados por otras situaciones médicas como la insuficiencia renal que dificulta la correcta interpretación del péptido C. Por eso resulta importante una adecuada anamnesis (historia clínica) para compaginar los resultados e interpretarlos dentro del contexto clínico de cada persona.

Índice HOMA-IR

El índice HOMA (del inglés Homeostasis Model Assessment) es un cálculo utilizado para estimar la resistencia a la insulina y la función pancreática en personas con o sin diabetes. El índice HOMA se basa en la medición de dos valores clave: los niveles de glucosa en ayunas y los niveles de insulina en ayunas. Es una herramienta muy útil en la práctica clínica, ya que proporciona una forma rápida y relativamente sencilla de evaluar el metabolismo de la glucosa y la insulina sin la necesidad de realizar pruebas más complejas.

Existen dos fórmulas principales relacionadas con el índice HOMA:

1.Fórmula más utilizada (glucosa en mg/mL)

$$\text{HOMA-IR}= \frac{\text{insulina en } \mu\text{U/mL} \times \text{glucosa en mg/dL}}{405}$$

2. Fórmula alternativa (glucosa en mmol/L)

$$\text{HOMA-IR}= \frac{\text{insulina en } \mu\text{U/mL} \times \text{glucosa en mmol/L}}{22.5}$$

Por ejemplo, si una persona tiene glucosa de 100 mg/dL y una insulina en 15 μU/mL, esto nos daría un HOMA-IR de 3.7 Este resultado sugeriría una resistencia a la insulina moderada, ya que valores mayores a 2.5 – 3.0 pueden indicar alteración (según el laboratorio y contexto clínico).

El índice HOMA-IR estima el grado de resistencia a la insulina, que es un indicador de la capacidad del cuerpo para usar la insulina de manera efectiva. La resistencia a la insulina es un estado en el que el cuerpo necesita producir más insulina para mantener la glucosa en la sangre dentro de los rangos normales. Es un factor importante en el desarrollo de la diabetes tipo 2 y de otros trastornos metabólicos como el síndrome metabólico.

Aunque los valores específicos pueden variar según el laboratorio y depende del contexto de cada persona, en términos generales se utilizan los siguientes rangos de referencia:

HOMA-IR

- **<1**: Buena sensibilidad a la insulina (normalmente no hay resistencia).
- **1-2.5**: Sensibilidad a la insulina ligeramente reducida.
- **>2.5**: Indicación de resistencia a la insulina moderada a grave.

El índice HOMA-IR mide la resistencia a la insulina, que es un marcador clave de la disfunción metabólica y un factor importante en el desarrollo de la diabetes tipo 2 y el síndrome metabólico. No obstante, este indicador tiene mucha variabilidad y se ve influenciado por un gran número de factores, por lo que no es un marcador determinante para confirmar la presencia o no de resistencia a la insulina.

El diagnóstico realmente se determina considerando el mayor número de variables clínicas y bioquímicas de la persona.

En resumidas cuentas, la resistencia a la insulina es un síndrome con diferentes causas que culminan en un exceso de insulina que a corto plazo controla la glucosa, pero a mediano-largo plazo sube los niveles de glucosa causando diabetes tipo 2 y acompañado de efectos nocivos para la salud que generalmente son causado por una mala alimentación y periodos insuficientes de ayuno. Pero entonces, ¿qué es una buena alimentación? Si yo como bien y no hago colaciones, ¿por qué tengo diabetes?

¿POR QUÉ TIENES DIABETES?

La diabetes tipo 2 es el resultado de años de acumular glucosa y niveles altos de insulina por una *mala alimentación y falta de ayuno intermitente.* Una persona que come saludable y tiene periodos de ayuno suficientes no desarrolla diabetes tipo 2 por esta situación. Recuerda que hay personas con diabetes tipo 2 que en realidad no tienen diabetes o tienen otro tipo de diabetes, por ello, es importante realizarse estudios de laboratorio y contar con una evaluación médica para interpretar estos resultados y tener un diagnóstico certero de su situación metabólica.

Una buena alimentación consiste en dos partes:

- Alimentos que ingieres
- Periodos de no comer

Los alimentos que ingieres son todo lo que introduces a tu sistema digestivo. La clave es tener una alimentación balanceada, equilibrada, con alimentos naturales, de calidad, baja en carbohidratos refinados, moderado consumo de proteínas y carbohidratos complejos, variada en ingredientes y evitando la convergencia molecular. Hablaremos de esto a profundidad en la parte dos.

Una mala alimentación no balanceada, no equilibrada, incluye alimentos procesados o ultraprocesados, de baja calidad, alto en carbohidratos refinados, alto en proteínas y carbohidratos completos, es monótona y con un grado de convergencia molecular altísimo. A veces una imagen dice más que cien palabras:

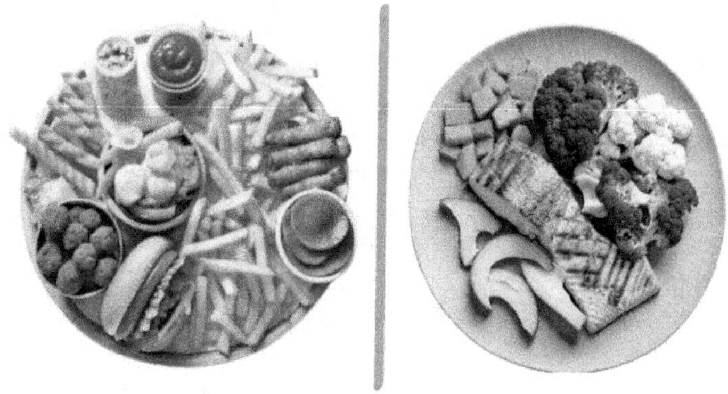

Comer, así como ves en la imagen del platillo no saludable, sube tus niveles de glucosa, genera *picos de insulina*, causa resistencia a la insulina a largo plazo y causa la diabetes. Comer como en el platillo saludable debería ser la norma y el platillo no saludable la excepción. Es decir, no te confundas con que tu alimentación tiene que ser cien por ciento perfecta todo el tiempo. Se trata de comer bien la mayor parte del tiempo, pero no siempre. Todo esto, sumando a los periodos de no comer, que es la parte del ayuno intermitente.

Debe haber un equilibrio entre tu ventana de alimentación y tu ventana de ayuno. El ayuno es un periodo voluntario y controlado en el cual no vamos a comer o ingerir calorías de ningún tipo. El cuerpo se encuentra ya sea en estado de alimentación o en estado de ayuno, pero no debe estar al mismo tiempo en los dos. Realizando tres comidas al día, dos colaciones, más el jugo y el licuado saludable, y si entre la cena y el desayuno transcurren solo ocho horas, es esperable tener diabetes tipo 2.

El periodo mínimo de ayuno recomendable es de doce horas. Algunas personas requieren ayunos intermedios y algunos pocos, ayunos largos. En la parte dos del libro, tocaremos el tema más adelante para personalizar el ayuno intermitente y ayudar a revertir la diabetes, pero como adelanto, la mayoría revierte la diabetes tipo 2 con ayunos de doce a dieciséis horas.

Para revertir la diabetes es necesario bajar los niveles de insulina en el cuerpo, siguiendo una dieta baja en carbohidratos e incorporando el ayuno intermitente en cuanto sea posible. Controlar ese desequilibrio hormonal llamado hiperinsulinemia es la clave para revertir la diabetes. Al bajar los niveles de insulina, el cuerpo puede quemar y liberar la glucosa que hay en exceso. Cuando la insulina está alta, no se puede, es un bloqueo del metabolismo. Nuevamente, revertir este problema metabólico se logra con una dieta baja en azúcar y con el ayuno intermitente. No existe hasta el día de hoy un tratamiento más efectivo que estas dos intervenciones.

Observa que para revertir la diabetes es necesario corregir la hiperinsulinemia y eliminar el exceso de glucosa del cuerpo, no tanto bajar tu nivel de glucosa propiamente (es importante por supuesto tener la glucosa en buenos niveles para evitar glucotoxicidad). Los niveles de glucosa bajan como consecuencia de corregir las causas de la enfermedad.

Existen otros factores no menos importantes que también influyen y son indispensables para revertir la diabetes tipo 2 como mejorar la *microbiota intestinal* y *regular el cortisol*, temas que abordaremos más adelante.

Existen medicamentos que bajan el nivel de glucosa, pero empeoran la hiperinsulinemia y exacerban la acumulación de glucosa en el cuerpo, pero así nunca dejarás de tener diabetes. A propósito, ¿te has preguntado cómo funcionan los medicamentos para la diabetes y si realmente son buenos? Analicemos juntos este tema.

¿Para qué usas medicamentos para la diabetes?

Los medicamentos para la diabetes se utilizan para controlar los niveles de azúcar en la sangre (glucosa). Existen diferentes tipos de medicamentos según el tipo de diabetes y las necesidades individuales de cada paciente. Los principales objetivos de estos medicamentos son:

1. **Controlar la glucosa en sangre:** los medicamentos ayudan a reducir los niveles de azúcar en sangre y mantenerlos en un rango saludable, evitando que los niveles suban demasiado (hiperglucemia) o bajen demasiado (hipoglucemia).
2. **Mejorar la respuesta del cuerpo a la insulina:** algunos medicamentos ayudan a que las células del cuerpo sean más sensibles a la insulina, una hormona que permite que la glucosa ingrese a las células para ser utilizada como energía.
3. **Aumentar la producción de insulina:** en personas con diabetes tipo 2, algunos medicamentos estimulan al páncreas para producir más insulina, que es una hormona clave para controlar los niveles de azúcar.
4. **Reemplazar o suplementar la insulina:** en la diabetes tipo 1, donde el cuerpo no produce insulina, se usan inyecciones de insulina para mantener los niveles de glucosa bajo control.
5. **Eliminar de glucosa a través de la orina:** algunos medicamentos novedosos estimulan la excreción de glucosa por los riñones bajando tu nivel de glucosa, insulina y protegiendo estos órganos.
6. **Reducir la producción de glucosa en el hígado:** algunos medicamentos ayudan a reducir la cantidad de glucosa que el hígado libera al torrente sanguíneo, especialmente durante la noche o entre las comidas.
7. **Prevenir complicaciones a largo plazo:** un control adecuado de la glucosa puede prevenir complicaciones graves de la diabetes, como daño a los nervios, problemas en los riñones, problemas cardiovasculares, entre otros.

8. **Disminuir de peso y/o quemar grasa visceral:** algunos medicamentos bajan la glucosa mediante la pérdida de peso.

Visto desde este ángulo, pareciera que los diferentes medicamentos con sus múltiples mecanismos de acción tienen el potencial suficiente para controlar la diabetes tipo 2 y prevenir complicaciones. Son maravillosos los avances en la medicina que han permitido la creación de este gran abanico de opciones terapéuticas y sus efectos en el cuerpo, pero en medicina, es crucial juzgar el beneficio de una intervención de acuerdo con los resultados. Observa la siguiente gráfica que ilustra la tasa de complicaciones de la diabetes en el tiempo:

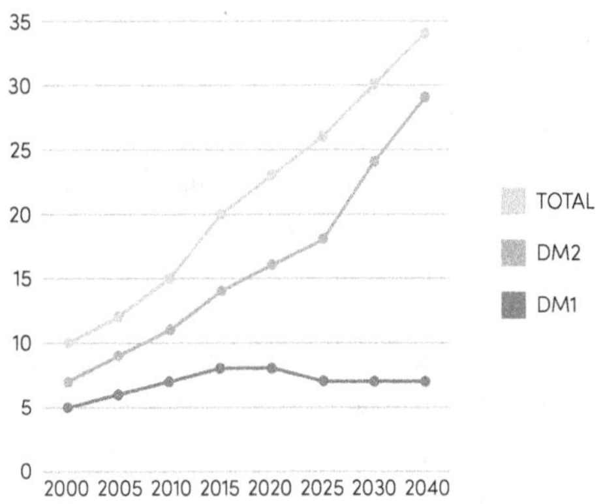

Lin, X., Xu, Y., Pan, X. et al. Global, regional, and national burden and trend of diabetes in 195 countries and territories: an analysis from 1990 to 2025. *Sci Rep 10, 14790 (2020).*

Si los medicamentos son tan buenos como lo explican sus efectos en el cuerpo, entonces la pregunta del millón es: ¿por qué la diabetes sigue causando millones de complicaciones y no parece frenarse a pesar de tantos medicamentos nuevos? Reflexionemos un poco más.

El tratamiento de la diabetes tipo 2 ha sido el mismo desde que se conoce la diferencia fisiopatológica con la diabetes tipo 1 aproximadamente entre 1950 y 1960. El enfoque ha sido únicamente disminuir los niveles de glucosa. Se han tomado las cifras de glucosa como el sello distintivo de la enfermedad sin analizar o considerar las posibles causas que suben la glucosa. Tener niveles altos de glucosa es perjudicial para la salud (glucotoxicidad), de esto no hay duda, pero no es el único problema que ocurre en la diabetes tipo 2. Recuerda que existe una hiperinsulinemia (niveles altos de insulina y/o resistencia a la insulina) y un exceso de glucosa en el cuerpo. La glucosa en sangre es el síntoma de estos dos trastornos metabólicos. Tratar el síntoma de la enfermedad es bueno por supuesto, pero no suficiente para revertir la diabetes y prevenir sus complicaciones.

El tratamiento de la diabetes tipo 2 propuesto en este libro considera al menos dos puntos esenciales:

A. Regular tu glucosa
B. Corregir las causas de la enfermedad

Los medicamentos funcionan de maravilla bajo ciertas circunstancias y contextos muy particulares, pero en algún punto del tratamiento dejan de ser efectivos. Te lo explico con la siguiente historia.

En una ocasión, estando en la especialidad de Medicina Interna, como medida correctiva ante algunos actos de rebeldía de mi parte, porque consideraba injustas algunas situaciones del sistema de enseñanza, fui enviado al servicio de urgencias del hospital UMAE 14 de Veracruz durante un mes. Has de saber, que los servicios de urgencias de una institución pública usualmente son las áreas más demandantes, con más pacientes y consultas que casi cualquier otro servicio. Durante este período pude observar a muchos pacientes que yo mismo había atendido semanas o meses previos, internados en el servicio de medicina interna. Me llamaba la atención que regresaban por las mismas complicaciones por las cuales habían sido internados recientemente. Pareciera ser que sus problemas de salud no fueran resueltos en absoluto porque seguían regresando por lo mismo, aun cuando tuvieran cinco, seis o diez medicamentos.

Esto me hizo pensar que a pesar de todos los esfuerzos, recursos y tiempo invertido del sistema de salud para remediar sus problemas de salud fueran en vano. Es ahí donde me surgió la primera duda acerca de la medicina alópata: si estos pacientes regresan por lo mismo a pesar de tantos medicamentos, quiere decir que los medicamentos no los están ayudando, o bien siguen regresando a urgencias por complicaciones de los mismos medicamentos.

Los medicamentos y los tratamientos de la medicina alópata o tradicional funcionan de forma espectacular en situaciones críticas o agudas, como una neumonía, un infarto, una complicación grave por la glucosa muy alta (cetoacidosis, estado hiperosmolar). En este contexto son de gran ayuda sin duda alguna. Los medicamentos tienen sus virtudes y hay personas que los necesitan para tratar distintas condiciones de salud. No diremos que son algo malo porque sin duda ayudan a aliviar muchas dolencias y sufrimiento humano. El problema es que se abusa de los medicamentos en situaciones que no son necesarios y sin buscar corregir las causas que originan las enfermedades crónicas.

Una vez resuelta la situación crítica o aguda, los medicamentos para las enfermedades crónicas relacionadas al estilo de vida como la diabetes, dejan de ser muy útiles. Es ahí donde se necesita un enfoque distinto, empezar a cambiar la alimentación, el ayuno intermitente y regular el cortisol. De ahí la supuesta medicina funcional.

La medicina funcional se refiere a un enfoque integral y personalizado de la salud que busca identificar y tratar las causas subyacentes de las enfermedades en lugar de solo tratar los síntomas. En lugar de tratar solo los síntomas, la medicina funcional busca las causas raíz de los problemas de salud, que a menudo están relacionadas con desequilibrios en los sistemas biológicos del cuerpo, como el sistema inmune, hormonal, digestivo, entre otros. Este enfoque es particularmente útil en situaciones crónicas y no críticas de la salud. Por supuesto que ambos enfoques de la medicina no son mutuamente excluyentes, se puede aplicar los dos estilos al mismo tiempo, teniendo cuidado de que no interfieran el uno con el otro.

Al final recuerda que la ciencia y arte de la medicina solo buscan preservar la vida y el bienestar con sus distintas disciplinas y filosofías. La dificultad radica en elegir el enfoque de medicina adecuado conforme al contexto de cada individuo.

Por dónde empezar la reversión

Te felicito por haber llegado hasta esta parte del libro, porque aquí es donde se pone buena la cosa. Puedes iniciar en el orden que desees, pero si es posible, recomiendo empezar de esta forma:

1. Modificar la alimentación
2. Iniciar el ayuno intermitente
3. Mejorar la micronutrición

Cierto es que si estás leyendo este libro es porque te estás cuestionando si el tratamiento de la diabetes tipo 2, a base de medicamentos, es el correcto y si existe alguna otra alternativa para regular los niveles de glucosa.

Es importante repasar algunos aspectos clave de cómo funciona la mente para que encuentre las respuestas que está buscando. Observarás que la dificultad no es encontrar ideas revolucionarias sino abandonar creencias obsoletas.

La diabetes tipo 2 es una enfermedad relacionada al estilo de vida, principalmente ligada a una mala alimentación y altos niveles de estrés. Si no has iniciado el proceso de reversión empieza por cambiar la alimentación y el ayuno intermitente, no tienes que realizar todos los cambios repentinamente. Aplica las recomendaciones de este libro a tu paso, sin apresurarte. En medicina, apresurar las cosas puede ser perjudicial. Durante nuestro primer año como internos en los hospitales aprendemos que los tratamientos médicos necesitan tiempo para hacer cambios significativos en el cuerpo.

El ayuno intermitente es sencillo si lo realizas paulatinamente. Poco a poco y todo a su tiempo. Consiste en no ingerir calorías entre una comida y otra y espaciar el periodo entre la última comida del día y la primera comida del día siguiente.

Usualmente se le da poca importancia a reducir los niveles de estrés, calidad del sueño y regulación del ciclo circadiano, que son los principales reguladores del cortisol. En caso de que no lo hayas puesto en práctica, se recomienda ampliamente redoblar esfuerzos en estas áreas que serán de mucha ayuda para llegar a la remisión total.

De hecho, trabajar la parte de la mentalidad es de crucial importancia para cambiar hábitos de forma permanente y encontrar la motivación, que hará mucha falta en este camino. Previamente, yo pensaba que el primer paso para revertir la diabetes era la dieta, pero ahora entiendo que lo primero es el cambio de mentalidad. Somos el resultado de nuestros pensamientos.

La alimentación en cuestión de macronutrientes es súper importante, pero también considera algunos suplementos para mejorar la micronutrición, así como procurar buena variedad en su alimentación. Y, en algún punto del proceso, se recomienda que realizar los estudios completos para conocer tu metabolismo, confirmar el tipo de diabetes que tienes y cuáles son las áreas principales que obstaculizan el proceso de revertir la diabetes. Hacerse los estudios antes de iniciar el proceso sería ideal, pero si no es posible, no hay problema, podemos empezar mejorando la alimentación y encontrando el ayuno adecuado para tu estilo de vida.

Segunda Parte

1
Mentalidad

ESTELA

Estela es una señora que vive en Tijuana, México, de 54 años, que acudió a consulta con la glucosa de 220 mg/mL y una hemoglobina glucosilada de 9.7%, aun tomando metformina 2000 mg al día e insulina Lantus, 30 unidades por la mañana. Hace referencia a haber bajado de peso (de forma no voluntaria), sentirse cansada y desmotivada del sistema médico que siempre le recetan el mismo medicamento y no percibe mejoría en su enfermedad. Acude a consulta con un servidor principalmente porque *cuestiona* que su tratamiento sea el correcto ya que no ha visto buenos resultados. Durante la consulta inicial se observa a una paciente triste, con cierto enojo por su salud, desmotivada y desilusionada por sus malos resultados y falta de información útil proveniente de sus médicos tratantes.

Al hacer la revisión de su caso se le comenta que la diabetes tipo 2 se revierte con la alimentación y algo que se llama ayuno intermitente. La paciente con cierto recelo y *dudas* de que la diabetes se puede curar *acepta* algunos cambios en su alimentación, finalmente, hasta el momento, nada le ha funcionado y vale la pena intentar estas recomendaciones que tampoco le harán daño.

Al mes siguiente, en su cita subsecuente, la paciente llega con glucosas de 140-160 mg/mL, valores que no había visto en años. Se nota en esta segunda consulta a una paciente alegre, entusiasmada con nuevas recetas de cocina; se observa que ha tomado un rol activo en su enfermedad y se está haciendo cargo de su salud. Además, se ha puesto a investigar qué es el ayuno, en qué ayuda, qué son los picos de glucosa por la comida y discute de estos temas durante la consulta con el interés de aprender más y mejorar su salud. En definitiva, empezó a creer que la diabetes tipo 2 se puede revertir con la alimentación y el ayuno intermitente, reforzado por los buenos resultados observados en su primer mes.

Estela logró revertir la diabetes tipo 2 en seis meses dejando por completo la insulina y la metformina. Logró recuperar masa muscular, dormir mejor y además, refiere la paciente que su familia también incorporó esos cambios en su rutina. El proceso de reversión de la diabetes comenzó realmente con el cuestionamiento de su tratamiento actual culminando con creer que sí es posible revertir la enfermedad mediante cambios en su estilo de vida hasta generar cambios de hábitos duraderos.

Una vez que se logra este cambio de mentalidad, el resto es una consecuencia.

Analizaremos este proceso de cambio de mentalidad en el siguiente capítulo que quizás se le escapen detalles de esta historia. Conociendo este proceso, uno puede usarlo a su favor para acelerar el proceso de reversión de la diabetes. En resumen, algunos puntos a destacar de la historia de Estela:

A. Cuestionar dogmas de la medicina
B. Voluntad para cambiar
C. Rol activo en su salud
D. Aprendizaje continuo de la enfermedad
E. Pedir y aceptar ayuda
F. Transformar pensamientos negativos en positivos

El primer paso es cuando lo decidas

Si aún tienes diabetes tipo 2, gran parte se debe a que te han convencido de que no se puede revertir. Piénsalo de esta forma: te han dicho que tu enfermedad es de por vida, que necesitas medicamentos de por vida y algún día llegarás a necesitar insulina y no hay cura para este problema. Dichas aseveraciones provenientes de los doctores, supuestamente especialistas en diabetes, son difíciles de refutar siendo una persona que no se dedica a la salud. Después de todo, estudiar medicina y una especialidad requiere más de 12 años de estudio y algo debemos de saber, ¿no?

Aceptar que tienes diabetes tipo 2 es un arma de doble filo, que este problema será parte de ti por lo que te queda de vida, puede ser el problema que no te deja curar tu diabetes. No aceptes vivir con diabetes tipo 2. No tienes por qué vivir con esta enfermedad, no es parte de ti, más bien, es el resultado de muchas decisiones de tu pasado. Si tú lo decides y te pones a trabajar en tu salud, lograrás revertirla con los consejos en este libro (la gran mayoría lo logra). Es triste ver a tanta gente complicándose la vida por esta terrible enfermedad tratada por un sistema médico desactualizado y mal informado sobre los orígenes de la enfermedad y que, además, no quieren cambiar para mejorar esta situación. Espero que también te sientas cansado de esta enfermedad y logres canalizar toda esa energía hacia revertir la diabetes.

Comprométete contigo mismo o con quien vayas auxiliar en este proceso. No depende de tu médico tratante, depende de ti, ponte metas. Tal vez te propongas bajar la glucosa a 150 mg/mL en tres o seis meses, o quizá suspender la insulina en un año. Establece una meta realista, alcanzable, retadora y medible. La mente es engañosa y cae fácilmente en la procrastinación. Decide hoy que vas a cambiar y empieza a realizar estas acciones que te llevarán a revertir la diabetes tipo 2 y tu vida volverá a ser normal. No te dejes desanimar ni influenciar por aquellas personas de mentalidad cerrada que no creen en esto simplemente porque no quieren cambiar su realidad. Si no tienes una meta clara, difícilmente lo vas a lograr.

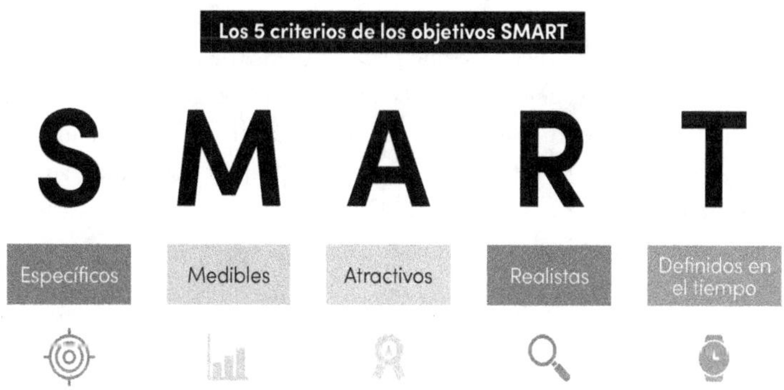
Los 5 criterios de los objetivos SMART
S
M
A
R
T
Específicos
Medibles
Atractivos
Realistas
Definidos en el tiempo

Cambiar tus hábitos es un proceso que requiere paciencia, autocomprensión y compromiso. Los hábitos no se forman de la noche a la mañana, y tampoco desaparecen fácilmente. Sin embargo, con la estrategia adecuada, puedes establecer nuevos hábitos y dejar atrás los que no te benefician.

Antes de empezar a cambiar un hábito, es importante tener una meta clara. Un objetivo vago como "quiero estar más saludable" es difícil de lograr. "Quiero regular mi glucosa sin usar medicamentos", es un poco más claro. Y qué tal: "Mi meta es tener glucosa en ayuno menor a 110 mg/dL, una hemoglobina glucosilada de 6% o menos sin medicamentos", es una meta mucho más clara y objetiva. Con esto también quisiera agregar otro punto muy importante que, sin este detalle a tu lado, carecerás de la motivación necesaria para lograr este objetivo. Déjame decirte que no es fácil hacer cambios de hábitos, pero todo es posible si el motivo es grande.

El cambio mental suele requerir motivación interna o una razón clara para cambiar. Sin un objetivo claro o sin un sentido de propósito, la mente puede permanecer atrapada en patrones antiguos. Las personas a menudo no cambian hasta que sienten que hay algo importante que ganar o perder con ese cambio, como una mejora en su calidad de vida, o el deseo de superar una situación difícil. ¿Sientes que la reversión de la diabetes tipo 2 es algo importante? ¿Lo deseas con fervor? Si la respuesta sí, ya casi estás del otro lado. Si la respuesta es no, entonces habrá que revisar cómo está tu chispa interior o bien, cuáles son los argumentos por los cuales no crees poder revertir la diabetes. En ocasiones lo único que aleja a las personas de objetivos es un pensamiento negativo. Si la idea de no poder bajar la glucosa está fuertemente incrustada en la mente, el cerebro buscará las formas de reforzar estos pensamientos y esto nos alejará aún más de nuestros objetivos.

Lo único que te ayuda a hacer las cosas es hacer las cosas, ejecuta, toma cartas en el asunto. Se dice que el 50% de los resultados se obtiene con el primer paso. Y también se dice que hay que dedicarle un 20% a la planeación y un 80% a la ejecución de un plan, es decir, la mayor parte se la llevan las acciones. Es súper importante y necesario el análisis del problema para dirigir esas acciones, ya que cada uno tiene sus propios obstáculos, aunque hay recomendaciones generales también presentamos algunas bases para personalizar algunas de las sugerencias.

Reflexiona lo siguiente:

A. Decir que lo vas a hacer, no es hacer las cosas.
B. Planear que lo vas a hacer, no es hacer las cosas.
C. Hacerte análisis, no es hacer las cosas.
D. Leer este libro, no es hacer las cosas.
E. Contarle a los demás sobre lo que vas a hacer, no es hacer las cosas.
F. Soñar con revertir la diabetes, no es hacer las cosas.
G. Ver videos acerca de esto, no es hacer las cosas.

Si el motivo es suficientemente grande e importante en tu vida, el cómo lograrlo se da en automático. El fijar un objetivo en la mente fuertemente, hará que el cerebro dirija su atención a aquellas cosas que te acerquen a lograr estas metas. Quizá en su momento no tengas muy claro cómo hacerlo, pero es cuestión de tiempo y constancia para que tu mente encuentre las soluciones a ese problema. Es importante que disfrutes del proceso, de la comida, del aprendizaje continuo, incluso de los errores que pueda haber en este camino porque si no hay pasión en lo que estás haciendo, es muy posible que abandones tu camino hacia la reversión de la diabetes. No buscamos bajar los niveles de glucosa únicamente, sino en corregir los desarreglos metabólicos que originaron esa hiperglucemia y que la remisión se mantenga a largo plazo.

Acompáñame en este viaje que cambiará tu vida para siempre. Adiós a las pastillas para la glucosa y para el colesterol. Existen altas posibilidades de controlar la glucosa sin usar insulina o medicamentos al final de este proceso, si se trata de una diabetes tipo 2, claro está. Solo necesito que lo hagas por ti y que creas en el proceso.

Sabes qué hacer, pero ¿no lo haces?

La idea de que la mente no cambia es en realidad una percepción compleja que depende de varios factores. Sin embargo, es importante matizar que la mente sí puede cambiar, pero los procesos que impulsan ese cambio son profundos y a menudo requieren tiempo, esfuerzo y condiciones adecuadas. Las personas tienden a sentirse cómodas con lo que ya conocen. La mente humana está diseñada para buscar la seguridad y la estabilidad, por lo que, cuando nos enfrentamos a ideas, creencias o comportamientos nuevos, hay una tendencia natural a resistir el cambio. Este fenómeno se llama resistencia cognitiva y puede manifestarse como negación o rechazo a la nueva información.

La mente humana crea hábitos automáticos a lo largo del tiempo, y estos hábitos, ya sean pensamientos, comportamientos o emociones, son profundamente arraigados. Una vez que una creencia o comportamiento se establece, se convierte en una parte automática de nuestra rutina mental, entonces, cambiar un hábito o creencia requiere de esfuerzo consciente, pero muchas veces la mente prefiere seguir la "ruta fácil" de la repetición.

La resistencia cognitiva es un concepto que hace referencia a la tendencia de las personas a rechazar, ignorar o resistirse a aceptar nuevas ideas, creencias o información que entra en conflicto con sus creencias, valores o conocimientos previos. Esta resistencia puede ocurrir de manera consciente o inconsciente y manifestarse de diversas maneras, como la negación, el deseo de no cambiar de opinión, la racionalización o el deseo de evitar incomodidades emocionales.

Este fenómeno ocurre cuando una persona se enfrenta a información que desafía su visión del mundo y, como resultado, se siente insegura o amenazada. Para protegerse de esa incomodidad emocional o psicológica, la persona puede rechazar o distorsionar la nueva información para que coincida con sus creencias previas. Las personas tienden a buscar coherencia en sus creencias y actitudes y si se enfrentan a información que desafía esas creencias, experimentan disonancia cognitiva, un estado incómodo de tensión mental. Para reducir esa incomodidad, rechazan o reinterpretan la información que les resulta incongruente.

Las personas a menudo resisten ideas que desafían su autoimagen o identidad personal. Si la nueva información amenaza la forma en que una persona se ve a sí misma o su grupo social, puede rechazarla para proteger su autoestima. Si alguien tiene la creencia de que su dieta es saludable, pero un médico le presenta datos que sugieren lo contrario, esa persona puede resistirse a aceptar la nueva información, minimizando la importancia de los datos o buscando explicaciones que respalden sus hábitos, en este caso, su forma habitual de comer.

En casos de una casi adicción a los carbohidratos (harinas, pan, repostería), una persona puede resistirse a aceptar que tiene un problema, incluso cuando se le presenta evidencia y además es claro que eso no le permite regular mejor sus niveles de glucosa. Esto se debe a que, admitir el problema podría amenazar su identidad y estilo de vida. No estamos diciendo que cambiar esos hábitos y creencias sea fácil, si fuera así, la diabetes tipo 2 sería una enfermedad rara.

En mi caso, cambiar mis creencias no fue de un día para otro, transcurrieron cerca de 18 meses para cambiar mi filosofía de la medicina. Todo comenzó cuando empecé a cuestionar los resultados de la forma de tratar las enfermedades crónicas como la diabetes, después de ver tantos pacientes con complicaciones crónicas internados una y otra vez. En ese momento no sabía qué era, pero tenía la certeza de que algo no estaba bien.

A medida que iba aprendiendo cosas nuevas que jamás me enseñaron en la escuela de medicina ni en la especialidad, iba sintiendo el miedo y la resistencia al cambio porque estas ideas eran contrarias a las que cientos de maestros me habían inculcado. Había entrenado toda mi vida para prescribir tratamientos a base de medicamentos y ahora estaba buscando formas de no hacerlo. También sabía de las virtudes de la medicina alópata, puesto que no todo es malo, y tenía que encontrar un equilibrio entre estas dos posturas.

Intento decirte que los cambios de mentalidad y de hábitos son una batalla para la mayoría de nosotros, con excepciones (y sí las hay) de personas que cambian radicalmente de un día para otro. Así que no te sientas frustrado si estás teniendo dificultades o sientes que avanzas muy poco. A mí me tomo 18 meses cambiar mis pensamientos y mis hábitos. Tómate tu tiempo y sigue avanzando.

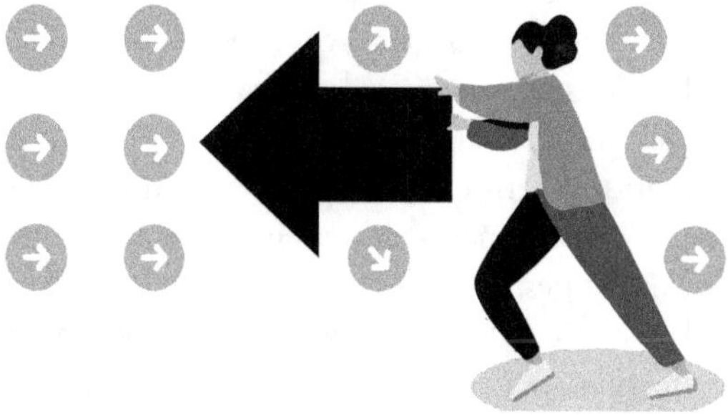

Las barreras invisibles

Las creencias limitantes son ideas profundamente arraigadas que nos impiden ver más allá de lo que creemos que es posible. Estas creencias pueden ser sobre nosotros mismos, el mundo o los demás. Muchas veces, estas creencias limitantes no se cuestionan porque se han formado a partir de experiencias pasadas o de lo que hemos aprendido de nuestro entorno. Cambiar estas creencias requiere un proceso consciente y, a menudo, un cambio en la percepción personal.

El cambio mental suele requerir motivación interna o una razón clara para cambiar. Sin un objetivo claro o sin un sentido de propósito, la mente puede permanecer atrapada en patrones antiguos. Las personas a menudo no cambian hasta que sienten que hay algo importante que ganar o perder con ese cambio, como una mejora en su calidad de vida o el deseo de superar una situación difícil.

El cerebro humano está formado por conexiones neuronales que se desarrollan con la repetición de pensamientos y comportamientos, estas conexiones forman sinapsis, que a su vez crean patrones mentales estables. Cambiar estas conexiones lleva tiempo y requiere una repetición constante de nuevos pensamientos y comportamientos. Aunque el cerebro es capaz de cambiar a lo largo de la vida, este proceso, conocido como neuroplasticidad, puede ser lento y requiere esfuerzo sostenido. La dificultad no radica en la falta de ideas nuevas o tratamientos novedosos, sino en abandonar hábitos o creencias que no son buenas para la salud.

Las creencias limitantes son pensamientos o convicciones profundas que una persona tiene acerca de sí misma, los demás o el mundo en general, que limitan su capacidad para alcanzar su máximo potencial. Estas creencias suelen estar basadas en experiencias pasadas, influencias sociales, familiares o culturales, y pueden convertirse en barreras invisibles que impiden el crecimiento tanto personal como profesional.

Si alguien ha fracasado en el pasado, puede desarrollar la creencia de que siempre fracasará, lo cual puede paralizarlo frente a nuevos intentos. Los comentarios o actitudes de figuras de autoridad como padres, maestros, amigos o compañeros de trabajo pueden ser internalizados como creencias limitantes. Los mensajes que recibimos de la sociedad, los medios de comunicación o la cultura en la que vivimos también pueden reforzar estas creencias. El miedo al fracaso o al juicio social puede contribuir a la creación de creencias limitantes, especialmente si estas personas nunca han sido desafiadas o han recibido apoyo en su crecimiento.

Es muy posible que en este proceso escuches comentarios de tu familia, trabajo y quizá hasta del sistema médico tradicional diciéndote que no puedes regular tu glucosa comiendo saludable o haciendo el ayuno intermitente. Una creencia limitante es seguir pensando que la diabetes tipo 2 no se puede revertir.

Así mismo, hay algunos alimentos considerados saludables, pero no lo son realmente. El dejar de comer, por ejemplo, por ciertos periodos (ayuno intermitente), no es algo malo, sino por lo contrario, es estupendo para la salud. Poner marcha a estos cambios te invita a cuestionar esas creencias limitantes acerca de muchas recomendaciones sobre la salud que la publicidad, los gobiernos y el sistema médico nos han venido diciendo desde hace décadas. Es normal tener dudas sobre si este camino es el más adecuado para tratar la diabetes, pero te diré una cosa: juzga las acciones por sus resultados, no por la cantidad de gente que predica tales consejos.

¿CÓMO PUEDO CAMBIAR HÁBITOS?

Las emociones juegan un papel crucial en nuestra forma de actuar y de pensar. Cuando algo está profundamente vinculado a nuestras emociones, como traumas pasados o miedos, cambiar ese patrón de pensamiento se vuelve más desafiante. Las emociones intensas pueden bloquear la capacidad de ver las cosas de manera objetiva o de aceptar nuevas perspectivas, lo que hace que la mente parezca "fija". A veces, la mente no cambia porque no somos conscientes de las razones subyacentes de nuestros pensamientos y comportamientos. El autoconocimiento y la reflexión profunda son necesarios para identificar y comprender las raíces de las creencias y actitudes. Sin este conocimiento, es difícil modificar nuestra forma de pensar.

Las personas están influenciadas por su entorno, ya sea familia, amigos, cultura o sociedad. Si el entorno refuerza ciertas ideas, creencias o comportamientos, puede ser difícil cambiar esos patrones mentales. Las presiones sociales y el miedo al juicio pueden hacer que las personas se resistan al cambio, incluso si internamente desean hacerlo. A pesar de que puede parecer que la mente no cambia, la realidad es que el cambio es posible. La clave está en:

- **La voluntad de cambiar:** tener un deseo genuino de cambiar, acompañado de la motivación adecuada.
- **El esfuerzo consciente**: cambiar la mente requiere esfuerzo, como la práctica de nuevas formas de pensar, hábitos y conductas.
- **Tener un propósito claro**: establecer objetivos concretos y significativos puede ayudar a alinear la mente hacia el cambio.
- **La neuroplasticidad**: el cerebro puede cambiar y formar nuevas conexiones neuronales si se le da el tiempo y la repetición necesaria.
- **Apoyo profesional**: a veces, es útil trabajar con un terapeuta, médico o un psicólogo que pueda ayudar a cuestionar creencias limitantes y cambiar patrones de pensamiento.

De estos, el más importante es la voluntad para cambiar.

¿Te suenan? Son los ingredientes que llevaron a la señora Estela a revertir la diabetes tipo 2. Aunque la mente puede parecer resistente al cambio, sí es capaz de hacerlo, solamente requiere un proceso de autoconocimiento, esfuerzo sostenido y a menudo un apoyo adecuado para lograr transformaciones profundas en la forma en que pensamos, sentimos y actuamos.

Cambiar es un proceso complejo que implica voluntad, esfuerzo y, a menudo, superar diversas barreras internas y externas. Sin embargo, con el tiempo, el autoconocimiento, el apoyo adecuado y la motivación, es posible lograr cambios significativos en la vida. La razón por la que muchas personas no cambian, a pesar de querer hacerlo o de reconocer la necesidad de un cambio, es compleja y está influenciada por varios factores psicológicos, emocionales, sociales y culturales.

Cambiar hábitos es un proceso desafiante, pero totalmente posible si sigues un enfoque sistemático y estás comprometido. Para modificar un hábito, se requiere consistencia, paciencia y una estrategia adecuada. El primer paso es definir el hábito que quieres cambiar o crear. Antes de hacer cualquier cambio, es fundamental tener claridad sobre el hábito que deseas modificar. Ya sea dejar de fumar, comer más saludable, hacer ejercicio o cualquier otro hábito, necesitas especificar exactamente qué quieres cambiar y por qué.

Uno de los principales errores al tratar de cambiar un hábito es querer hacer demasiado de una sola vez. En lugar de buscar alcanzar una meta, comienza con pasos pequeños y alcanzables. Un ejemplo es con las tortillas (de maíz o trigo). Hay personas que comen hasta 10 tortillas en una día, cuando me preguntan qué les recomiendo usualmente les contesto "bájale a la mitad", cinco tortillas al día. Siguen siendo muchos carbohidratos, no me mal interpreten, pero cinco es mucho menos que diez. Y con el tiempo quizá en uno o dos meses, pueda bajarle a la mitad nuevamente, dos o tres tortillas al día, y así paulatinamente.

La clave del cambio de hábitos no es hacerlo todo demasiado rápido y drásticamente, sino que radica en la consistencia. Es preferible realizar el hábito de manera consistente, incluso en pequeñas dosis, que intentar hacerlo perfectamente, para abandonarlo cuando no se logra.

El cerebro tiende a repetir lo que le resulta placentero. Aunque la idea de cambiar la alimentación pueda sonar aburrido (por las creencias limitantes), esto no debe ser así. Hoy en día existen muchas recetas, combinaciones e ingredientes que brindan un sabor exquisito, que nada les piden a las recetas tradicionales altas en carbohidratos. No conozco a ninguna persona que haya revertido la diabetes tipo 2 que no le guste su comida.

Otra estrategia para mantenerte motivado en este nuevo estilo de vida es el apoyo social. Si te rodeas de personas comprometidas con metas similares, es más probable que te mantengas enfocado y motivado. Existen muchas comunidades o grupos en línea (WhatsApp, Facebook, Instagram), o presenciales, donde puedes conectar con más personas que están en el mismo camino.

El cambio de hábitos lleva tiempo, y es probable que enfrentes obstáculos. En lugar de esperar resultados inmediatos, enfócate en progresar poco a poco. Además, es importante ser flexible y no ser demasiado duro contigo mismo cuando las cosas no salen como esperabas. Los obstáculos son parte del proceso. Si te encuentras con dificultades o momentos de debilidad, no veas el fracaso como una razón para abandonar todo el esfuerzo. En lugar de rendirte, busca soluciones o formas de adaptarte a la situación.

Los hábitos a menudo están ligados a situaciones específicas o emociones, como comer emocionalmente o fumar cuando estás estresado, identificar qué gatillos disparan tus hábitos no deseados te ayudará a intervenir antes de que se inicien.

A pesar de estas recomendaciones y empezar con el pie derecho, hay personas que requieren la ayuda de otros recursos, y existe una forma de transformar los pensamientos y la mentalidad que harán que los cambios de alimentación y estilo de vida se den de forma natural y mantengan a largo plazo sin esfuerzo. Esta es la terapia cognitivo conductual.

TERAPIA COGNITIVO-CONDUCTUAL

¿Cuál es el mejor tratamiento para la diabetes tipo 2? La respuesta es la terapia cognitivo-conductual. Te dará el impulso y la motivación para revertir la diabetes tipo 2. Después de esto, viene el cambio de alimentación, el ayuno intermitente y todo lo demás, no es necesario acudir a terapia para realizar estos cambios, pero habrá personas que sí necesiten este recurso para poder sostener en el tiempo los nuevos hábitos.

La terapia cognitivo-conductual es un tipo de psicoterapia basada en la idea de que nuestros pensamientos, emociones y comportamientos están estrechamente relacionados. El objetivo es ayudar a las personas a identificar y cambiar patrones de pensamiento negativos o distorsionados, así como comportamientos problemáticos, con el fin de mejorar su bienestar emocional y su calidad de vida. Esta terapia se enfoca en cómo los pensamientos (cogniciones) influyen en las emociones y en los comportamientos. En lugar de centrarse solo en los sentimientos, se basa en la idea de que cambiar nuestros pensamientos puede llevar a un cambio en nuestras emociones y en nuestras acciones.

Por ejemplo, si una persona piensa "nada me baja la glucosa", esta creencia negativa puede llevar a sentimientos de tristeza y comportamientos que refuercen esa idea (como comer mal o no hacer ayuno). A diferencia de otras terapias que pueden explorar en profundidad el pasado, esta terapia se enfoca principalmente en el aquí y ahora, abordando los problemas actuales y ayudando a las personas a resolver los obstáculos inmediatos, lo cual también las orienta a soluciones concretas.

Un punto importante es aprender a identificar pensamientos automáticos negativos o distorsionados, como el pensamiento todo o nada, la catastrofización, o la generalización excesiva. Estos pensamientos son, a menudo, irracionales y pueden contribuir a sentimientos de ansiedad, depresión, estrés y otros trastornos emocionales.

El objetivo es reemplazar estos pensamientos negativos por pensamientos más realistas y equilibrados.

Por eso es importante identificar estos pensamientos y reconocer que somos el resultado de estos. Observa lo siguiente:

- **Pensamiento/Creencia**: "Doctor, nada me baja la glucosa".
  Resultado: mala alimentación.
- **Pensamiento/Creencia**: "Nada me sirve para dormir".
  Resultado: mala higiene del sueño que exacerba el insomnio.
- **Pensamiento/Creencia**: "No puedo dejar la tortilla".
  Resultado: cinco tortillas al día que suben la glucosa a 200 mg/dL.
- **Pensamiento/Creencia:** "Yo no puedo hacer el ayuno".
  Resultado: Cuatro comidas al día y tres colaciones con glucosa altas.

Todo comienza con los pensamientos. Tener ideas de este tipo hará que tu cerebro busque la forma de reforzar esos pensamientos con ciertas conductas.

- **Pensamiento/Creencia**: "Doctor, nada me baja la glucosa".
  Conducta: mala alimentación.
  Reforzamiento: "Ya ve, doctor, todo me sube la glucosa".
- **Pensamiento/Creencia**: "Nada me sirve para dormir".
  Conducta: mala higiene del sueño que exacerba el insomnio.
  Reforzamiento: "Es que no puedo dormir".
- **Pensamiento/Creencia**: "No puedo dejar la tortilla".
  Conducta: cinco tortillas al día que suben la glucosa a 200 mg/dL.
  Reforzamiento: "Es que es mi costumbre".
- **Pensamiento/Creencia**: "Yo no puedo hacer el ayuno".
  Resultado: Cuatro comidas al día y tres colaciones con glucosa altas. **Reforzamiento**: "Es que me da mucha hambre".

Un análisis profundo de esta terapia va más allá del alcance de este libro y de mi especialidad (médico especialista en medicina interna). Creo que es importante darle la importancia que amerita el trabajo mental para revertir la diabetes tipo 2. Usted y cada uno de nosotros puede pedir ayuda de especialistas en estas áreas cuando encontramos dificultades o barreras para cambiar la alimentación o aplicar algún otro cambio en nuestro estilo de vida. Las barreras al cambio suelen estar en la mente y en las emociones, no en tus órganos.

Como puedes observar, los pensamientos negativos son un problema común. Es normal tenerlos, es parte natural de la mente. Lo que es no es normal es que dirijan tus patrones de conducta sin que seas consciente de ello. Revisemos qué son estos pensamientos, cómo puedes identificarlos y qué puedes hacer al respecto.

Pensamientos negativos

Son aquellos patrones de pensamiento que tienden a centrarse en lo peor de una situación, de uno mismo o del futuro, de manera irracional y pesimista. Este tipo de pensamientos puede tener un impacto significativo en nuestras emociones y comportamientos, y a menudo están relacionados con trastornos emocionales como la ansiedad, la depresión y el estrés.

Es normal tener pensamientos negativos, la meta no es eliminarlos por completo, pero evitar que predominen estas ideas en nuestro día a día. Parte de los objetivos es identificarlos, ser conscientes de ellos y evitar que influyan, dentro de lo posible, en nuestro comportamiento. Parte de sus características son:

1. **Distorsionados o irracionales**: los pensamientos negativos suelen estar alejados de la realidad objetiva. Pueden ser exagerados, sin base en hechos y no reflejan de manera precisa lo que está sucediendo. A menudo están influenciados por nuestras emociones y no por la lógica.
2. **Automáticos**: estos pensamientos surgen de manera inmediata y muchas veces sin que lo notemos. Nos "invaden" en momentos de estrés, duda o inseguridad, y pueden ocurrir tan rápidamente que pasamos por alto su impacto.
3. **Pesimistas**: los pensamientos negativos tienden a ver las cosas de manera negativa, anticipando lo peor, incluso cuando no hay evidencia que lo respalde.

Estos pensamientos tienen consecuencias emocionales como causar ansiedad, tristeza, frustración, ira y desesperanza, ya que influyen en cómo interpretamos las situaciones. Los pensamientos negativos pueden llevar a evitar situaciones, procrastinar o comportamientos autodestructivos (como el autosabotaje o la falta de motivación).

El estrés y la ansiedad derivados de pensamientos negativos prolongados pueden manifestarse físicamente a través de problemas como insomnio y alteraciones con los niveles de cortisol.

El primer paso es reconocer cuándo estás teniendo pensamientos negativos. Esto requiere autoconciencia y atención a tus pensamientos. Una vez que identificamos un pensamiento negativo, es importante cuestionarlo. ¿Es realmente cierto? ¿Hay evidencia que lo respalde? ¿Estoy exagerando la situación? Frecuentemente estos pensamientos carecen de fundamentos lógicos, posibles o reales.

Puedes intentar reemplazarlos por pensamientos positivos. Trata de pensar o decir eso mismo, pero en su versión positiva. Suena a una locura, lo sé, pero créeme que funciona. En lugar de mantener el pensamiento negativo, trata de reformularlo de una manera más realista o positiva. Esto no significa negar la realidad, sino ver las situaciones con una perspectiva más equilibrada.

Fomentar el agradecimiento puede ayudar a contrarrestar los pensamientos negativos. Esto implica centrarse en lo positivo, incluso en momentos difíciles. Estas prácticas también las puedes llevar a cabo mediante yoga o meditación, las cuales pueden ayudar a estar más presente y consciente de los pensamientos sin identificarse con ellos, lo que facilita la regulación emocional.

A veces, hablar con amigos, familiares o un terapeuta sobre los pensamientos negativos puede ayudar a encontrar otra perspectiva y soluciones.

Una de mis técnicas favoritas es la visualización. En psicología, es una técnica que implica crear imágenes mentales o representaciones internas de situaciones, experiencias o metas que se desean alcanzar. También conocida como ensayo mental o imaginación dirigida, la visualización se utiliza para mejorar el rendimiento, reducir el estrés y alcanzar objetivos, entre otros beneficios. Dicho de otro modo, es un proceso cognitivo en el cual una persona se imagina a sí misma realizando una tarea o viviendo una experiencia, con el objetivo de mejorar el rendimiento o influir en su estado emocional.

Te pongo un ejemplo. Cuando tengo pensamientos negativos del tipo "me va a dar diabetes por este gusto que me estoy dando" o "mi hija se va a complicar de la infección", lo único que tengo que hacer es cerrar los ojos, respirar profundamente e imaginar que estoy viendo a mi niña jugar en la sala con su típica sonrisa de felicidad, y en automático esos pensamientos se evaporan en cuestión de segundos. Existe una forma de vivir la experiencia si nunca lo has hecho. Hagamos un ejercicio, imagina en este momento que estás exprimiendo un limón en tu boca, saborea ese toque dulce y ácido. Imagínalo y siéntelo con fuerza. Esa sensación que tienes, es la materialización de tus pensamientos. Es el poder de la visualización. Esto puede aplicarse en distintas áreas de tu vida, en esta ocasión estamos enfocados en el área de la salud.

El proceso de visualización se basa en la creencia de que la mente no distingue entre lo real y lo imaginado de forma clara, especialmente cuando se trata de experiencias muy vívidas y detalladas. Por esta razón, las imágenes mentales pueden generar efectos similares a los de las experiencias reales, activando circuitos cerebrales que se utilizan en situaciones reales. Esto significa que practicar una actividad mentalmente (como un deporte, una presentación, o incluso una conversación) puede mejorar el desempeño real de esa actividad.

La eficacia de la visualización ha sido ampliamente estudiada, y sí se ha demostrado que puede tener beneficios significativos cuando se practica de manera adecuada y regular; sin embargo, su efectividad puede depender de la calidad de la visualización (cuánto detalle e implicación emocional involucres), la creencia en su poder y el contexto en el que se use.

Aun así, hay personas que quieren cambiar y tienen el deseo de hacerlo, pero la tienen complicada porque su entorno no les ayuda.

Crear un entorno positivo es de vital importancia para mantenerte motivado en este proceso de cambio y seas constante con un nuevo estilo de vida.

Entorno positivo

Construir un entorno positivo, ya sea en tu hogar, lugar de trabajo o en tus relaciones, requiere de esfuerzos conscientes y consistentes. Es importante que nuestro entorno nos ayude a revertir la diabetes tipo 2.

Te comparto la siguiente historia: Juan es un señor de 63 años que tiene diabetes tipo 2 desde hace 20 años y actualmente tiene sus glucosas en 200 mg a pesar de insulinas, Ozempic y otros medicamentos. Después de tres consultas médicas y elaborar recomendaciones personalizadas, su glucosa sigue igual de alta. Al evaluar su entorno encontramos que el señor Juan trabaja de mesero en un restaurante donde sirven buffet, y en su periodo de descanso le permiten comer lo que sea. A pesar de su resistencia, sabiendo que esas comidas le suben la glucosa, sus compañeros le animan a comer y convivir con ellos, y ante tanta presión social se ve casi obligado a comer lo mismo que los demás. Al llegar a casa después del trabajo, está decidido a no comer más carbohidratos, pero sus hijos llevan pan recién horneado a la mesa. Su esposa sabe que le gusta mucho el café con miel y le prepara una taza para acompañar con una pieza de pan. Esta es la situación que el señor Juan se enfrenta todos los días y que no le ayudan a revertir la diabetes. Se trata también de una situación en donde el señor Juan no tiene las herramientas para establecer límites en su entorno.

Este un ejemplo de miles de situaciones distintas que viven las personas con diabetes en donde su entorno (laboral, social, familiar, etc.) no les ayuda a cuidar su alimentación.

Se dice que el entorno influye hasta en un 70% en nuestra conducta. Así como puede ser algo positivo tambien puede ser algo negativo al funcionar como una barrera que nos dificuta hacer determinados cambios, lo cierto es que podemos modificar nuestro entorno (o al menos parte de ello), moldearlos a nuestro favor y alinearlo con los objetivos que estamos persiguiendo. Modificar tu entorno puede implicar establecer nuevas relaciones, y/o eliminar, o al menos, dejar de frecuentar algunas personas; implica modificar los alimentos que compraremos para llevar a casa y dejar de comprar carbohidratos refinados. Mejorar tu espacio físico para que te mantenga motivado en tu día a día es bien importante.

El entorno también puede ser cambiar lo que escuchas, miras o lees en tu vida diaria, recuerda que el entorno es todo lo que te rodea o acompaña al realizar todas tus actividades cotidianas.

Mejorar tu entorno físico implica un enfoque integral: mantener el orden, crear un espacio visualmente agradable, incorporar elementos naturales, asegurar la comodidad y funcionalidad del mobiliario, y cuidar la calidad del aire y del sonido. Además, personalizar el espacio de acuerdo con tus gustos y necesidades te ayudará a sentirte más feliz y motivado. Un entorno físico positivo puede tener un gran impacto en tu bienestar emocional y en tu productividad.

Revisa tu chispa interior

Hagamos un ejercicio para resaltar la importancia de este primer paso de la reversión de la diabetes: imagina que tu cuerpo es un carruaje. Tratarás de tener este vehículo en buen estado, cuidado, limpio y ordenado. Pero este vehículo no tiene movimiento ni voluntad, requiere de un piloto que dirija su ruta, eso representa tu mentalidad. Tu mente va a dirigir a tu cuerpo hacia donde crea conveniente siguiendo sus pensamientos y creencias, pero la mente no puede mover el carruaje, necesita de una fuerza. Imagina que lo que tira de ese carruaje es un caballo, que representa tus emociones, éstas son la motivación y el empuje que va a desplazar ese carruaje en dirección alineada a tus pensamientos y creencias. Ese cuerpo estará donde tus emociones, pensamientos y creencias dicten.

La "chispa interior" es un concepto referido a una fuente interna de motivación, energía o pasión que impulsa a una persona a vivir con propósito, entusiasmo y autenticidad. Es una especie de fuerza interna que nos conecta con lo que realmente nos importa, nuestros sueños y valores más profundos, y nos da la motivación necesaria para avanzar en la vida a pesar de los desafíos.

La chispa interior necesita ser nutrida, por lo que es importante cuidar de tu salud mental, emocional y física; el estrés y el cansancio pueden apagarla, por lo que encontrar tiempo para el autocuidado es esencial.

Mejorar tu motivación es un proceso personal y continuo que involucra cambios en tus hábitos, mentalidad y entorno, desarrolla rutinas diarias. Establecer una rutina te ayuda a crear hábitos positivos y mantenerte enfocado en tus objetivos. La consistencia es clave para la motivación a largo plazo. Si tienes dificultad para comenzar, hazlo con tareas pequeñas y fáciles. El simple hecho de empezar genera impulso y te lleva a hacer más.

Rodéate de personas que te apoyen. Busca un círculo de apoyo. Estar rodeado de personas que te motivan y te alientan puede ser muy poderoso. Comparte tus metas con amigos o familiares y busca su apoyo cuando lo necesites. Conéctate con personas que tengan intereses similares, lo cual puede aumentar tu motivación, ya que estarás rodeado de personas que comprenden tus objetivos y pueden ofrecerte apoyo y consejos.

Si tienes dificultad para revivir la chispa interior o recuperar esa motivación, considera la opción de acudir a terapia con un psicólogo para ayudarte en este proceso. Trabajar la salud emocional es clave si buscas revertir la diabetes tipo 2 por completo.

2
Alimentación

JULIA

Julia es una señora de 48 años que vive en Los Ángeles, California. Le diagnosticaron diabetes tipo 2 tres meses después del fallecimiento de su hermana menor (45 años) por complicaciones de la diabetes. Julia empezó a sentirse en extremo cansada con una sensación de quemazón en los pies muy intensa y decidió acudir a consulta para hacerse una revisión. Para su sorpresa, sus niveles de glucosa estaban en 500 mg/dL con una hemoglobina glucosilada de 12%, el doctor le dice que es diabética y necesita tomarse algunos medicamentos para evitar complicaciones como su hermana. En este momento la señora Julia siente que el mundo se desmorona y pierde las ganas de vivir. Sin embargo, por presión de su familia comienza a tomarse la medicina (metformina 1000 mg) y este medicamento la hace sentir peor, con más neuropatía y además diarrea que son algunos de los síntomas secundarios más frecuentes de este medicamento.

Pasados unos meses de vivir un duelo doble por la pérdida de su hermana y por la pérdida de su salud, acepta el hecho de que tiene que empezar a retomar el control de su vida, entonces se percata de que en realidad el doctor que la atendió no le explicó nada de la enfermedad ni qué hacer en su vida, si puede hacer ejercicio, qué tipo de ejercicio, si puede comer o qué no puede comer, nada en absoluto. Comprendiendo que estas respuestas no las iba a obtener de su médico primario, decide buscar en internet información al respecto. Se encuentra con un mundo digital gigantesco y con tantas recomendaciones termina toda confundida sobre qué comer. Inicia su proceso de mejorar su alimentación, pero cortando demasiado las proteínas y los carbohidratos complejos, al mismo tiempo que incluye muy poca fibra vegetal y come de una forma no balanceada. Sus glucosas logran disminuir de 500 a 200 mg/dL, pero a expensas de sentirse extremadamente cansada, perder mucha masa muscular y experimentar una neuropatía en los pies que no la deja realizar sus actividades cotidianas.

En medio de tanta confusión decide inscribirse a un reto en línea para revertir la diabetes. De inmediato se da cuenta de sus errores en la comida. Por temor a subir su glucosa, había restringido la mayoría de los alimentos que le hacían bien. Comienza introduciendo más vegetales altos en fibra a sus comidas, la cantidad de proteína adecuada, grasas saludables y pocos carbohidratos complejos. Ajusta sus horarios de comer para no excederse con el ayuno intermitente, ya que había perdido mucha masa muscular en las semanas previas. Al cabo de 21 días logra tener glucosas de 100 mg, una hemoglobina glucosilada de 6%, sin ningún medicamento y una remisión de los síntomas de neuropatía cercana al 90%.

Julia se da cuenta (como a muchos les sucede) que no hay razón para tenerle miedo a la comida y que sí puedes comer muchas cosas si sabes qué y cómo balancear tus comidas para bajar tu glucosa y mantener buena masa muscular. Además, ha retomado el control de su vida remontando un mar de emociones por una gran pérdida en el pasado que jamás olvidará, pero la vida sigue y uno tiene que decidir cómo queremos vivir.

Alimentación para revertir la diabetes

La clave está en balancear las comidas y reducir el consumo de alimentos altos en carbohidratos que el cuerpo termina produciendo en azúcar. Recuerda, la diabetes tipo 2 es una enfermedad que aparece cuando el cuerpo tiene demasiada azúcar almacenada, y lo principal es no meterle más azúcar al cuerpo. La forma de realizarlo es mediante una dieta baja en carbohidratos. Aunque escuches opiniones distintas, esta es la mejor forma de empezar a curar tu diabetes. Para hacerte las cosas lo más sencillo posible, revisa los platillos de abajo.

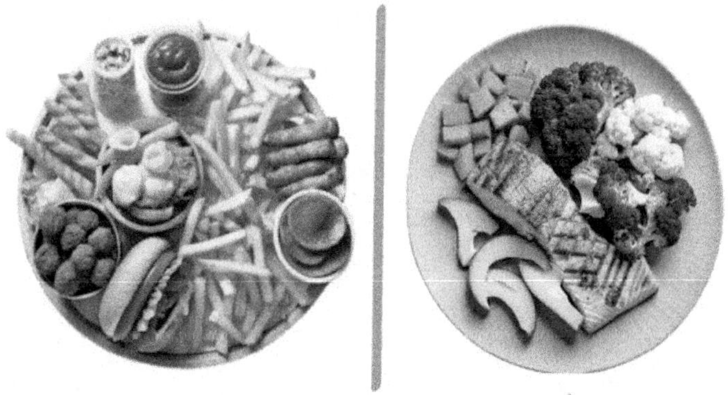

¿Qué diferencias observas? ¿Cuál dirías que te está subiendo la glucosa? Es difícil como paciente saber qué te está subiendo la glucosa porque damos por hecho que la comida es buena. Y esto es precisamente lo que nos han hecho pensar los gobiernos, solo que hay un detalle: es mentira.

Distinguir qué comidas te hacen daño es fácil y es lo que necesitas hacer para llevar una dieta que te ayude a curar la diabetes.

Diferencias destacadas:

- Menor cantidad de fibra vegetal
- Gran cantidad de proteína
- Grasas no saludables en gran cantidad
- Exceso de carbohidratos refinados

El platillo que más te sube los niveles de glucosa es el de la izquierda. ¿Qué observas de diferente? En todos los platillos existe una combinación de los tres macronutrientes: carbohidratos, proteínas, grasas. La clave está en *balancear* estos *macronutrientes*, procurando una buena *micronutrición*, ingerir una cantidad de *fibra adecuada* y comer en el *orden correcto*. Los carbohidratos son muy importantes, pero no cualquier tipo de carbohidrato, la calidad de estos determina si son saludables o no.

La diabetes es una enfermedad causada por una ingesta alta de azúcar o carbohidratos simples.

- Diabetes tipo 2 = exceso de azúcar
- Carbohidratos simples = azúcar
- Diabetes tipo 2 = exceso de carbohidratos simples

Ahora bien, ¿qué alimentos debes de evitar por su alto contenido en carbohidratos simples?

Simples	Complejos
Arroz	Frijoles
Pan	Frutas enteras
Tortillas de maíz	Papa
Refrescos	Chícharos
Azúcar de mesa	Legumbres
Pastas	Frijoles
Jugos	Zanahoria

Los carbohidratos simples son un tipo de carbohidrato que se componen de una o dos moléculas de azúcar. Estos carbohidratos se digieren y absorben rápidamente en el cuerpo, lo que provoca un aumento rápido en los niveles de glucosa (azúcar) en la sangre. Se encuentran de forma natural en alimentos como frutas, verduras y leche, pero también se encuentran en alimentos procesados y refinados, como dulces, refrescos, pasteles y otros productos azucarados que pueden no ofrecer beneficios nutricionales y contribuir al aumento de peso o a problemas de salud si se consumen en exceso.

Los carbohidratos complejos son aquellos alimentos equilibrados que sí puedes comer con cierta frecuencia y no tendrás problemas de glucosa. Son aquellos formados por cadenas largas de moléculas de azúcar (polisacáridos), lo que les permite ser digeridos y absorbidos más lentamente en el cuerpo en comparación con los carbohidratos simples, esto proporciona una liberación gradual de glucosa (azúcar) en la sangre, lo que ayuda a mantener niveles de energía más estables y evita picos rápidos de insulina.

Los carbohidratos complejos se encuentran principalmente en alimentos de origen vegetal, y sus beneficios incluyen una mayor cantidad de fibra, vitaminas y minerales, que son esenciales para la salud general.

Una de las claves para bajar la glucosa y revertir la diabetes tipo 2 es reducir el consumo de carbohidratos simples y complejos. Los simples puede consumirlos solo de forma ocasional, ya que no aportan ningún beneficio para tu salud y suben mucho la glucosa. Los complejos son indispensables para una buena salud, pero en pequeñas cantidades. Más adelante le compartimos las porciones recomendadas de cada macronutriente para balancear sus comidas.

Si a este consumo elevado de carbohidratos simples y complejos, le agregamos la falta de fibra adecuada, la ingesta elevada de grasas no saludables y el consumo elevado de proteínas, con el tiempo suficiente, es natural esperar problemas metabólicos.

Es importante mencionar que el objetivo final no es bajar la glucosa, sino corregir las causas que culminan con la aparición de la diabetes tipo 2 sin comprometer tu microbiota y masa muscular. Realizando esto, la glucosa se normaliza como una consecuencia. Sin embargo, algunas personas requieren ambos tratamientos al mismo tiempo, sobre todo si la glucosa está muy elevada y le está ocasionando muchos síntomas. Si ésta es tu situación, es conveniente iniciar y/o continuar con el tratamiento alópata y empezar a reducir medicamentos durante el proceso de forma gradual, conforme a sus niveles de glucosa.

El tratamiento y la reversión de la diabetes consta de dos partes al menos:

- Tratamiento para bajar la glucosa y evitar glucotoxicidad
- Corregir las causas de la diabetes (hiperinsulinemia, microbiota, cortisol)

De tal modo que el objetivo es corregir lo siguiente con la alimentación:

- Evitar glucotoxicidad
- Resistencia a la insulina
- Microbiota intestinal
- Micronutrición

Es importante observar que la alimentación tiene su limitación para regular el cortisol. Para regular esta hormona, es necesario realizar otras intervenciones que comentaremos más adelante.

Tu cuerpo necesita cuatro componentes de la alimentación para balancear tus comidas: vegetales, proteínas, grasas y carbohidratos complejos. Ahora, la cuestión es qué comer y en qué proporción para balancear sus comidas. Hablemos de ello para que pongas en práctica esta forma de alimentarte para revertir la diabetes tipo 2.

¿CUÁNTOS CARBOHIDRATOS?

En cuanto al aporte porcentual de carbohidratos existen muchas controversias, las guías actuales sobre el tratamiento de la diabetes tipo 2 no respaldan ningún plan de comidas o porcentajes especificados de macronutrientes, se señalan las recomendaciones nutricionales que deben ser individualizadas, basadas en los parámetros fisiológicos del paciente y el uso de medicamentos. El conteo de carbohidratos de un plan alimenticio toma mayor relevancia cuando se administra insulina. No obstante, muchas referencias mencionan que el consumo de carbohidratos no debe ser inferior a 130 gramos al día para evitar la cetoacidosis y pérdida muscular, supuestamente.

Es importante resaltar que, los carbohidratos son un amplio grupo de compuestos cuya característica química común es que contienen átomos de hidrógeno y carbono. Según el grado de complejidad, por así decirlo, en relación con la unión de sus moléculas, se pueden catalogar en monosacáridos (glucosa, fructosa y galactosa), disacáridos (sacarosa, maltosa y lactosa) y los polioles (sorbitol, maltitol, xilitol, lactitol y maltitol). Los carbohidratos complejos pueden ser como los oligosacáridos (maltodextrinas), polisacáridos como el almidón (papa, por ejemplo) y los cereales (maíz, trigo, arroz, cebada y centeno). Dentro de los carbohidratos tenemos un grupo con distinto comportamiento que no afecta tus niveles de glucosa al no ser absorbibles, es decir, permanecen en tu sistema digestivo sin entrar a la sangre. Estos vienen representados por la fibra dietética (celulosa, hemicelulosa y pectinas). Los carbohidratos procedentes de la fibra suman para estimar los carbohidratos totales por porción o por comida a ingerir, pero, en realidad, lo que se toma en cuenta para cuantificar los carbohidratos que sí pueden afectar tus niveles de glucosa son los carbohidratos netos. Estos los calculas restando los carbohidratos totales por porción menos los gramos de fibra que contiene, y el resultado viene siendo la cantidad de carbohidratos netos.

Carbohidratos netos por porción (en gramos) = Carbohidratos totales (gramos)-los gramos de fibra (gr).

La cantidad de carbohidratos recomendados para consumir en un día es muy polémica, tanto que no hay hoy en día una clasificación mundialmente aceptada. En términos generales y con fines de proporcionar un marco para orientar al lector, nos referimos a una dieta muy baja en carbohidratos cuando es menor a 20 gramos por día, baja en carbohidratos si es menor de 70 gramos al día, moderada si es menor a 130 gramos y alta en carbohidratos cuando es mayor a 130 gramos por día.

A la alimentación muy baja en carbohidratos le suelen llamar dieta keto o cetogénica. Esto se debe a que al reducir tanto los carbohidratos de la alimentación el cuerpo entra en estado de cetosis, un estado en el cual se producen cuerpos cetónicos del metabolismo de las grasas para obtener energía. Como el cuerpo detecta que ya no hay carbohidratos de donde mantener sus funciones metabólicas, comienza a utilizar las grasas y, en menor medida, las proteínas para producir energía.

Se sabe por distintos metaanálisis que, a los seis meses de llevar una alimentación baja en carbohidratos, en comparación con las dietas de control, las personas con diabetes tipo 2 logran tasas más altas de remisión de la diabetes. Se observan grandes mejoras clínicamente importantes en la pérdida de peso, los triglicéridos y la sensibilidad a la insulina a los seis meses, cuya respuesta es sostenida hasta los doce meses.

Sobre la base de evidencia disponible, no hay duda de que los pacientes adheridos a esta alimentación pueden experimentar una remisión de la diabetes sin consecuencias adversas reduciendo la cantidad de medicamento y/o insulina para regular su glucosa. El problema es que lo hagan de forma adecuada, que los cambios de hábitos sean sostenibles y que además ayuden a mantener la remisión a largo plazo.

Existen dentro de los estudios publicados, uno que me llamó mucho la atención que se titula "Mejoras sustanciales y sostenidas en la presión arterial, el peso y los perfiles de lípidos de una dieta restringida en carbohidratos", un estudio de observación de pacientes resistentes a la insulina en atención primaria en el que estudiaron 154 pacientes con diabetes tipo 2 o intolerancia a la glucosa con factores de riesgo cardiovascular como la hipertensión arterial, sobrepeso y dislipidemias, en quienes se indicó una dieta baja en carbohidratos, sostenida durante un promedio de dos años. Los resultados muestran reducciones significativas y sustanciales en la presión arterial sistólica y diastólica, a pesar de una reducción del 20% en los medicamentos antihipertensivos; reducción del peso promedio de 9.5 kg y una marcada mejoría en los perfiles de lípidos.

Como mencionamos previamente, las dietas bajas en carbohidratos son efectivas no solo para reducir la glucosa, también tiene un impacto positivo en el peso corporal, triglicéridos, colesteroles e incluso la presión arterial. Aunque en este estudio la muestra (cantidad de participantes) es reducida, es notable el número de estudios publicados en relación con este tema con conclusiones similares.

Por lo tanto, una de las claves para revertir la diabetes tipo 2 es reducir el consumo de carbohidratos, pero no eliminarlos por completo y para siempre. La virtud de los carbohidratos está en su equilibrio, mediante un régimen flexible de alimentación y con una distribución de comidas balanceada. La dieta ayudará a revertir la diabetes, pero después serán necesarios otros cambios para mantener esa remisión.

Los carbohidratos afectan los niveles de glucosa más directamente que las proteínas y la grasa. Tanto la cantidad como el tipo de carbohidrato en los alimentos tienen efectos en la glucemia distintos. Por lo tanto, el conteo de gramos de carbohidratos es una estrategia básica para el control glucémico durante el proceso de regular al glucosa. El conteo de carbohidratos es especialmente para una persona con diabetes que usa insulina de acción lenta y de acción rápida; sin embargo, para quienes no usan insulina, ayuda a estimar cuántos carbohidratos se consumen al día.

Comentamos previamente que los carbohidratos refinados son los que más afectan los niveles de glucosa y, en lo posible, se recomienda prescindir de ellos.

Para contar carbohidratos, se utilizan listas de alimentos donde cada porción contiene 15 gramos de carbohidratos, así las opciones pueden intercambiarse. Se utilizar el 15 para facilitarle las cosas a las personas que usan insulina ya que, de manera general, una unidad de insulina cubre 15 gramos de carbohidratos que teóricamente ayudaría a bajar en 50 mg/dL la glucosa. Por ejemplo, una porción de fruta, lácteo o cereal tiene 15 gramos por igual, por lo que se puede elegir uno u otro. Puedes consultar en internet las porciones estándar por grupo de alimento. Lo importante es que recuerdes cuántos carbohidratos contiene una porción. Como recomendación te sugiero no contar los carbohidratos de las verduras porque no son carbohidratos absorbibles. Para tu información, la papa, la zanahoria, el betabel (remolacha) no son vegetales, son carbohidratos por su alto contenido en almidón.

Sin embargo, es importante considerar distintos factores: el sexo de la persona, si existe peso bajo, sobrepeso u obesidad, si realiza ejercicio, si está embarazada, si hay algún problema renal o con el hígado, otras condiciones médicas ameriten ajuste personalizado de la nutrición, entre otros; esta es una guía general que ayuda a mejorar la alimentación buscando mejorar los niveles de glucosa corrigiendo la resistencia a la insulina. De tal forma que cada porción contiene estos carbohidratos por grupo de alimento:

- Cereales: 15 gramos
- Frutas: 15 gramos
- Leguminosas: 20 gramos
- Leche: 12 gramos
- Verduras: 5 gramos

Ahora que sabes cuáles son los carbohidratos simples y complejos, qué es una dieta baja en carbohidratos y una técnica muy simple de estimar la cantidad, pasemos a balancear el plato.

¿CÓMO BALANCEO MIS COMIDAS?

El éxito de la dieta en el control de la glucosa no solo depende de la cantidad de carbohidratos de la comida, debe tener otras características como utilizar alimentos de calidad, variedad nutritiva y cantidad de fibra adecuada.

Los macronutrientes son los tres componentes principales de los alimentos que proporcionan energía: carbohidratos, proteínas y grasas.

Sin embargo, para simplificar el balance adecuado de la alimentación, lo catalogaremos de la siguiente forma:

- **Vegetales**: procura incluir al menos una tercera parte del plato con verduras altas en fibra (brócoli, coliflor, espárragos, ejotes, calabaza, etc.), en dos comidas al día. Esto te aporta la fibra necesaria para revertir la diabetes.
- **Proteínas**: son esenciales para la reparación y crecimiento de tejidos, así como para una función inmune saludable. Las fuentes saludables de proteína incluyen carnes magras, pescado, huevos, pollo, sardina, etc. La porción en general es la palma de tu mano y dos dedos de grosor en crudo. En el caso del huevo, consumir dos huevos al día está excelente.
- **Grasas saludables**: son necesarias para la salud celular, la absorción de vitaminas liposolubles (A, D, E y K) y para la función cerebral. Elige grasas saludables como las de aguacates, frutos secos, cacao, aceite de oliva, yogur y semillas.
- **Carbohidratos complejos**: son necesarios para regular la microbiota, conservar masa muscular y bajar inflamación crónica. Los carbohidratos complejos (lentejas, habas, frijoles, garbanzos, chícharos, zanahoria, papa, betabel, camote) son preferibles sobre los carbohidratos simples (arroz, pastas, miel, azúcar, avena, pan, harinas de maíz y trigo, refrescos); media o una taza al día, al final de los alimentos es una buena medida. Puede ser necesario aumentar o reducir su consumo según cada caso particular.
- **Fruta:** se recomienda no consumirla diario. Una pieza o porción (una taza) al día, tres o cuatro días por semana es una buena medida. De nuevo, puede ser necesario aumentar o reducir su consumo según cada caso particular. Si su glucosa está muy alta, evite el consumo de plátano, mango o piña. La fruta no se

consume como colación, de ser posible consumirla al final de los alimentos.

Distribución de un platillo LOW-CARB

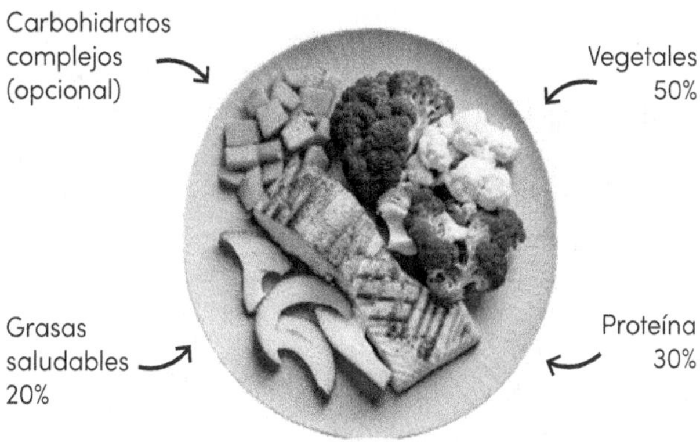

Balancear tus comidas aplica para tus comidas fuertes. En caso de que sea una comida muy ligera, no aplica. Procura realizarlo la mayor parte del tiempo, pero no siempre. Salirse de la regla de vez en cuando no representa un problema. Hay que tener cierta flexibilidad en estas rutinas.

El balance adecuado de estos *macronutrientes* es esencial; sin embargo, por sí solos no serán suficientes para llevar su metabolismo al máximo potencial. Para ello, es necesario que su alimentación también contribuya a equilibrar sus *micronutrientes.*

Equilibrar los *macronutrientes* en una comida es fundamental para mantener una dieta saludable y asegurarse de que el cuerpo reciba los nutrientes necesarios para funcionar correctamente. Los macronutrientes son los nutrientes que el cuerpo necesita en grandes cantidades: proteínas, carbohidratos y grasas. Cada uno cumple una función esencial, y un buen balance entre ellos puede mejorar tu energía, salud general, y bienestar.

Si tienes un objetivo específico, como perder peso, ganar músculo o mejorar el rendimiento deportivo, la proporción de estos macronutrientes puede ajustarse:

- **Para perder peso**: podrías optar por un mayor porcentaje de proteínas y grasas para mejorar la saciedad y preservar la masa

muscular, mientras reduces los carbohidratos, especialmente los refinados.
- **Para ganar músculo**: es común aumentar la ingesta de proteínas y carbohidratos para favorecer la reparación muscular y el crecimiento.

Es importante ajustar tu dieta según cómo te sientas. Si te sientes constantemente cansado, puede ser un signo de que no estás consumiendo suficientes carbohidratos o grasas. Si te sientes constantemente hambriento, podría ser que no estés comiendo suficiente proteína o fibra. A medida que tus necesidades cambian (si haces más ejercicio o estás siguiendo una dieta para perder peso), ajusta las porciones de cada macronutriente. Por ejemplo, para aumentar la proteína, puedes agregar más carne o legumbres; para reducir los carbohidratos, opta por más vegetales y menos cereales.

Equilibrar los macronutrientes se trata de combinar fuentes de proteínas, carbohidratos y grasas en proporciones que te ayuden a sentirte bien y alcanzar tus objetivos. No se trata solo de comer de manera "correcta", sino de cómo cada macronutriente te apoya según tus necesidades personales. Experimenta con las cantidades y escucha a tu cuerpo para encontrar lo que mejor te funcione. Aunque el enfoque aquí está en los macronutrientes, no olvides que una dieta equilibrada también necesita vitaminas y minerales. Trata de incluir una variedad de frutas, verduras, y alimentos ricos en micronutrientes (como minerales y vitaminas) junto con tus macronutrientes.

Micronutrición

Aparte de los macronutrientes (carbohidratos, proteínas y grasas), el ser humano necesita otros nutrientes de los alimentos conocidos como oligoelementos o micronutrientes. Se les da este nombre porque se necesitan cantidades muy pequeñas para que el metabolismo funcione eficientemente. Entre estos oligoelementos se encuentran las vitaminas y minerales. Si bien es cierto que ningún suplemento por sí solo puede curar la diabetes, lo que sí podemos aseverar es que la deficiencia de estos hace que tu metabolismo no sea eficiente. Cada micronutriente desempeña funciones específicas en el organismo, como mantener el sistema inmunológico fuerte, asegurar el crecimiento y el desarrollo adecuado, y mantener las funciones metabólicas.

Los micronutrientes son esenciales para mantener una serie de funciones clave en el cuerpo, entre ellas regulación del metabolismo, función del sistema inmunológico, salud ósea, formación de glóbulos rojos y salud cardiovascular y nerviosa.

Su deficiencia puede causar una serie de problemas de salud graves, como:

- **Deficiencia de vitamina D**: puede llevar a problemas óseos, como la osteoporosis o el raquitismo.
- **Deficiencia de hierro**: puede causar anemia, lo que provoca fatiga, debilidad y problemas de concentración.
- **Deficiencia de vitamina A**: puede provocar problemas de visión, especialmente en condiciones de poca luz.
- **Deficiencia de yodo**: puede causar problemas en la tiroides, como bocio.

Es fundamental obtener una variedad de micronutrientes a través de una dieta equilibrada. Aunque la suplementación puede ser útil en casos de deficiencia diagnosticada, es preferible obtener los micronutrientes de los alimentos, ya que los alimentos contienen una combinación de nutrientes que trabajan juntos para apoyar la salud general. Los micronutrientes se obtienen principalmente a través de la dieta. Algunas fuentes comunes incluyen:

- **Frutas y verduras**: son una excelente fuente de vitaminas, minerales y antioxidantes.
- **Productos lácteos**: ricos en calcio y vitamina D.
- **Carnes, pescados y huevos**: buenas fuentes de hierro, zinc y vitaminas del complejo B.
- **Legumbres**: contienen minerales como hierro, zinc, magnesio y folato.
- **Frutos secos y semillas**: fuentes de vitamina E, magnesio, zinc y selenio.

Por eso es importante no restringir demasiado ciertos grupos de alimentos, cada uno de ellos aporta diferentes cantidades y tipos de micronutrientes. Generalmente, al intentar bajar la glucosa con la alimentación se debe reducir mucho el consumo de carbohidratos complejos que compromete la micronutrición.

Otro punto importante para mejorar su micronutrición es comer de manera variada. Comer una amplia gama de alimentos asegura obtener todos los nutrientes necesarios; incluir diferentes fuentes de proteínas, carbohidratos y grasas en tu dieta, así como una variedad de frutas y verduras; procurar consumir al menos siete fuentes distintas de vegetales a la semana e incluir distintas fuentes de carbohidratos, grasas y proteínas a la semana. Esta variedad asegura estar incluyendo todos los macronutrientes y micronutrientes que el cuerpo necesita. Comer lo mismo todos los días, con poca variedad, no ayuda a revertir la diabetes por completo.

Otra forma de darle variedad es cuanto más colores tenga el plato (de frutas, verduras y otros alimentos naturales), más nutrientes esenciales estarán entrando al cuerpo. Esencial significa que es indispensable para la vida y que el cuerpo no puede producirlos, sino que necesita exclusivamente de un aporte externo. El balance de los macronutrientes se abordó en el capítulo uno de este libro, en esta parte nos enfocaremos en algunas deficiencias comunes de micronutrientes que ayudan a revertir la diabetes tipo 2 y los síntomas de resistencia a la insulina.

No existen deficiencias de vitaminas o minerales especificas en las personas con diabetes o resistencia a la insulina. No existen vitaminas especiales que las personas con diabetes deban tomar; sin embargo, hay algunas deficiencias que son más frecuentes en las personas con estos problemas de salud en comparación con la población en general. La falta de vitaminas en este grupo de pacientes es principalmente por una alimentación no saludable, pero también está relacionado con los medicamentos para controlar la glucosa, ya que pueden ocasionar que tu sistema digestivo no absorba ciertos nutrientes de los alimentos; sin embargo, la diabetes es una enfermedad causada por exceso de azúcar, no por una falta de vitaminas. Aun así, hay deficiencias comunes entre las personas con diabetes tipo 2 y síndrome metabólico que dificultan su proceso de regular la glucosa.

MAGNESIO

Una deficiencia común en los pacientes con diabetes es la falta de magnesio, de la misma forma, esto se atribuye a la mala alimentación y al uso de medicamentos que impiden su absorción. Los síntomas son muy similares a la deficiencia de complejo, la disminución de este mineral usualmente es leve. Notablemente muchos síntomas mejoran tras la suplementación con magnesio. Las dosis son variables, pero generalmente 400 mg al día es suficiente. Si tu nivel de magnesio es menor a 1.8 mg/dL, posiblemente te ayude suplementarte.

El citrato de magnesio es una sal de magnesio que se utiliza comúnmente como suplemento dietético para incrementar los niveles de magnesio en el cuerpo. El magnesio es un mineral esencial para muchas funciones vitales, incluyendo la función muscular y nerviosa, la producción de energía y la salud ósea.

El citrato de magnesio se forma al combinar magnesio con ácido cítrico, un compuesto que se encuentra de manera natural en frutas como los cítricos. Esta forma de magnesio es una de las más populares y ampliamente disponibles debido a su alta biodisponibilidad, lo que significa que el cuerpo puede absorberlo de manera eficiente. Dentro de los beneficios del magnesio se encuentran:

1. **Alivio del estreñimiento**: el citrato de magnesio tiene un efecto laxante suave, atrae agua al colon, lo que ayuda a ablandar las heces y facilita el tránsito intestinal. Se utiliza a menudo para tratar el estreñimiento ocasional o el estreñimiento leve.
2. **Reducción de calambres musculares**: el magnesio es conocido por aliviar los calambres musculares, especialmente en personas que experimentan calambres nocturnos o calambres durante el ejercicio.
3. **Mejora el sueño**: el magnesio tiene un efecto relajante sobre el sistema nervioso, lo que puede ayudar a mejorar la calidad del sueño, especialmente en personas con dificultades para conciliar el sueño.
4. **Apoyo a la salud cardiovascular**: ayuda a mantener el ritmo cardiaco normal y puede contribuir a la regulación de la presión arterial, reduciendo el riesgo de hipertensión y enfermedades cardiacas.

5. **Relajación y reducción del estrés**: el magnesio juega un papel en la regulación del sistema nervioso, ayudando a reducir los niveles de estrés y a promover la relajación.

La deficiencia de magnesio es relativamente común, especialmente en personas con una dieta baja en alimentos ricos en magnesio (como vegetales de hojas verdes, nueces, semillas y legumbres) o en aquellas con ciertas afecciones médicas, como enfermedades gastrointestinales o diabetes. En estos casos, el suplemento de citrato de magnesio puede ser útil para restablecer los niveles adecuados de magnesio.

El citrato de magnesio se encuentra disponible principalmente en forma de cápsulas, tabletas o polvo. La dosis recomendada puede variar según la edad, las necesidades individuales y el motivo del uso del suplemento, pero generalmente es de 200, 400 o 500 mg de magnesio al día para adultos. Es importante seguir las indicaciones del fabricante o las recomendaciones de un profesional de la salud. La cantidad de magnesio recomendada no es la que tu cuerpo es capaz de tolerar, sino la mencionada anteriormente.

Forma líquida: también está disponible como una solución líquida, que se puede tomar en dosis específicas para ayudar con el estreñimiento, aunque se debe tener precaución de no exceder la cantidad recomendada, ya que puede tener un fuerte efecto laxante.

El citrato de magnesio es generalmente seguro cuando se toma según las recomendaciones.

Sin embargo, algunas personas pueden experimentar efectos secundarios como:

- **Diarrea**: dado su efecto laxante, si se toma en exceso, el citrato de magnesio puede causar diarrea.
- **Dolores estomacales**: algunas personas pueden experimentar molestias gastrointestinales, como hinchazón o malestar estomacal.
- **Interacciones con medicamentos**: el magnesio puede interactuar con ciertos medicamentos, como antibióticos, medicamentos para la presión arterial y para la osteoporosis. Es importante consultar con un profesional de la salud antes de iniciar un suplemento si estás tomando medicamentos.

- Las personas con enfermedad renal deben evitar los suplementos de magnesio sin la supervisión de un médico, ya que los riñones pueden no ser capaces de eliminar el exceso de magnesio.
- Si tienes diarrea crónica o trastornos digestivos, también es mejor consultar a un profesional antes de tomar citrato de magnesio.

El citrato de magnesio es una opción popular de suplemento, pero el magnesio también se puede obtener de alimentos naturales. Algunas fuentes ricas en magnesio incluyen:

- Verduras de hojas verdes (espinacas, acelgas, col rizada).
- Frutos secos y semillas (almendras, nueces de Brasil, semillas de calabaza, semillas de girasol).
- Legumbres (frijoles, lentejas, garbanzos).
- Cereales integrales (quinoa, avena, arroz integral).
- Pescados grasos (salmón, caballa).
- Aguacate

Omegas

Los pacientes con diabetes, resistencia a la insulina, mala alimentación o que toman muchos medicamentos para bajar su glucosa tienden a tener niveles bajos de HDL y triglicéridos altos. Este es un factor de riesgo cardiovascular que debe ser corregido si queremos mejorar nuestra salud y disminuir el riesgo de complicaciones. Puede realizar un estudio para conocer la relación entre omega 3 y omega 6, específicamente, o bien puede inferirlo a través de la siguiente formula:

- Dividir los triglicéridos (en mg) entre el HDL (en mg).
- Si el resultado de menor a 2.0, sus colesteroles en sangre son saludables.
- Si su resultado es mayor a 2.0 o es menor a expensas de medicamento, sus colesteroles no son saludables.

Los omegas son un grupo de ácidos grasos esenciales que desempeñan un papel clave en la salud general del cuerpo. El término "omega" hace referencia a la estructura química de estos ácidos grasos, en la que el primer doble enlace de carbono (insaturación) se encuentra en la posición omega, o la última posición de la cadena de carbono. Los omegas son especialmente importantes porque el cuerpo no puede producirlos por sí mismo, por lo que deben obtenerse a través de la dieta.

Existen varios tipos de ácidos grasos omega, pero los más conocidos y estudiados son los omega 3, omega 6 y omega 9, cada uno tiene características y beneficios únicos para la salud.

Los omega 3 son ácidos grasos esenciales que tienen numerosos beneficios para la salud, particularmente para el corazón, el cerebro y la inflamación. Se obtienen principalmente de pescados grasos (salmón, caballa, sardinas, atún), semillas de chía y linaza, nueces, aceite de pescado o salmón, aceite de kril y algas marinas (fuentes vegetales de omega-3). Los principales omegas son:

- **Ácido Alfa-linolénico (ALA)**: se encuentra principalmente en fuentes vegetales (como las semillas de chía, linaza y nueces). Aunque el ALA puede convertirse en EPA y DHA en el cuerpo, este proceso es bastante limitado, por lo que es importante obtener también EPA y DHA directamente de fuentes animales o suplementos.
- **Ácido Eicosapentaenoico (EPA)**: se encuentra principalmente en pescados grasos, y es conocido por sus efectos antiinflamatorios y beneficios cardiovasculares.
- **Ácido Docosahexaenoico (DHA)**: también se encuentra en pescados grasos y algas. Es esencial para el desarrollo y funcionamiento del cerebro y los ojos.

Aumentar tu HDL mayor a 40 mg en hombres y mayor a 50 mg en mujeres tiene múltiples beneficios como reducir la inflamación en el cuerpo, mejoran la salud cardiovascular al reducir los niveles de colesterol malo (LDL), apoyan la función cerebral, mejorando la memoria y el enfoque, y reduciendo el riesgo de enfermedades neurodegenerativas como el Alzheimer, benefician la salud ocular, previniendo enfermedades como la degeneración macular y ayudan a revertir el hígado graso, componente frecuente que genera resistencia a la insulina.

Una cuestión clave sobre los ácidos grasos omega es el equilibrio entre omega 3 y omega 6, aunque ambos son esenciales para la salud, las dietas modernas suelen ser excesivamente ricas en omega 6 (debido al uso masivo de aceites vegetales en la alimentación) y deficientes en omega 3. Este desequilibrio puede contribuir a la inflamación crónica, que está relacionada con una serie de problemas de salud, como enfermedades cardiovasculares, diabetes y trastornos autoinmunes.

Idealmente, se busca un equilibrio entre omega 3 y omega 6, cercano a 1:1 o 1:4, aunque muchas dietas occidentales tienen una proporción mucho mayor de omega 6. Aumentar la ingesta de alimentos ricos en omega 3, como los pescados grasos o los suplementos de aceite de pescado o algas, y reducir el consumo de aceites vegetales refinados ricos en omega 6 puede ser una estrategia saludable para mejorar este equilibrio.

Si bien, lo ideal es obtener omegas a través de los alimentos, algunas personas optan por suplementos de omega 3 (sin omega 6 ni omega 9) que no contenga conservadores químicos de preferencia, consumir 1000 mg al día y que al menos el 60% de esto sea DHA y EPA para garantizar un adecuado consumo, especialmente si no comen pescado regularmente. El objetivo es mejorar la relación de omega 3 y omega 6 y aumentar tu HDL. Siempre es recomendable consultar con un médico antes de comenzar cualquier suplemento, para ajustar la dosis según las necesidades individuales.

Cromo

El cromo es un mineral esencial que juega un papel importante en el metabolismo de los carbohidratos, grasas y proteínas. Se cree que ayuda a mejorar la acción de la insulina en el cuerpo, lo que podría tener un impacto en el control de los niveles de azúcar en sangre, especialmente en personas con diabetes tipo 2.

En las personas con diabetes tipo 2, la insulina no funciona tan eficientemente por la resistencia a la insulina. Algunos estudios sugieren que el cromo mejora la sensibilidad a la insulina, lo que ayudaría a regular mejor los niveles de glucosa. El cromo puede actuar como un cofactor en el metabolismo de la glucosa al potenciar la acción de la insulina. Esto es especialmente relevante en la diabetes tipo 2, donde la resistencia a la insulina es un problema principal. No todos los estudios han encontrado beneficios significativos, y algunos incluso han mostrado pocos efectos. No esperamos por supuesto que la ingesta natural, o en forma de suplementos de cromo, logre resolver el problema de la diabetes tipo 2 sin necesidad de realizar otros cambios, pero sí ayuda en este proceso en combinación de todo lo demás.

Las dosis de cromo que se utilizan en los estudios varían, pero generalmente están en el rango de 20 a 30 microgramos al día; sin embargo, se recomienda consultar a un médico antes de tomar suplementos, ya que el exceso de cromo también puede tener efectos adversos. Aunque el cromo es generalmente considerado seguro cuando se consume en las cantidades recomendadas a través de alimentos, los suplementos deben ser tomados con precaución. El cromo se encuentra en alimentos como:

- Carnes magras
- Pescado
- Huevos
- Frutos secos (especialmente almendras y nueces)
- Vegetales como brócoli y papas
- Granos enteros
- Frutas (especialmente manzanas y uvas)

Estos oligoelementos son muy buenos para la salud, pero no deben considerarse como un tratamiento principal sin cambiar la alimentación, practicar el ayuno intermitente o bien para suplir la función de algún medicamento.

Fibra: ingrediente esencial para revertir

La fibra es un componente esencial de una dieta saludable, especialmente para personas con diabetes. Su impacto en el control de la glucosa en sangre y la salud metabólica en general ha sido ampliamente estudiado. Se estima que, si el mundo entero aumentara la ingesta de fibra en 20 gramos al día, podrían reducirse los casos de diabetes hasta en un 50%. Esta utopía habla del potencial de la fibra para regular la glucosa y además nos da una idea de que normalmente las personas no incluyen fibra suficiente en su dieta. Estos son algunos de sus beneficios demostrados:

- **Ralentiza la absorción de carbohidratos:** la fibra, especialmente la soluble, ralentiza la digestión y absorción de los carbohidratos. Esto resulta en un aumento más lento de los niveles de glucosa en sangre después de las comidas, lo que ayuda a evitar picos rápidos que pueden ser problemáticos para las personas con diabetes tipo 2 y tipo 1.
- **Mejora la sensibilidad a la insulina**: algunos estudios han demostrado que una mayor ingesta de fibra soluble puede mejorar la sensibilidad a la insulina. Esto es crucial para las

personas con diabetes tipo 2, ya que la resistencia a la insulina es una característica central de esta condición.

- **Reducción de picos de glucosa**: al formar un gel en el tracto digestivo, la fibra soluble reduce la velocidad con la que los alimentos se digieren y absorben. Esto ayuda a evitar los picos rápidos de glucosa que pueden ser dañinos y difíciles de controlar.

Es importante aumentar la fibra en la dieta de manera gradual, especialmente si no se está acostumbrado a consumirla en grandes cantidades. Esto es porque un aumento rápido de la fibra puede causar malestar digestivo, como gases, hinchazón y cólicos. Además, asegúrate de beber suficiente agua, ya que la fibra necesita agua para ayudar a la digestión.

La fibra es crucial para una digestión saludable y para mantener niveles estables de azúcar en la sangre. Las fuentes de fibra incluyen frutas, verduras, legumbres, cereales integrales, nueces y semillas. Apunta a consumir al menos 25-30 gramos de fibra al día. Es el antinutriente por excelencia; un carbohidrato complejo no absorbible, es decir, no entra al torrente sanguíneo, sino que permanece en el sistema digestivo.

Sus beneficios adicionales son:

1. **Incretinas**: estimula la liberación de estas hormonas para controlar la glucosa.
2. **Microbiota intestinal**: estimula el crecimiento de bacterias saludables y limita el crecimiento de organismos no saludables.

La fibra es casi el único carbohidrato que se recomienda aumentar su consumo en las personas con diabetes tipo 2. Este carbohidrato no sube tus niveles de glucosa, es parte de los carbohidratos totales, pero no de los carbohidratos netos de la dieta. Los carbohidratos totales son todos aquellos que consumes y que llegan a tu sistema digestivo; los netos son aquellos que realmente sí se absorben y entran al torrente sanguíneo.

¿Cómo incorporas la cantidad de fibra recomendada a tus comidas? Esto lo logras de forma muy sencilla:

A. Incorpora vegetales en dos comidas del día. Una tercera parte o la mitad del plato. Incluye vegetales altos en fibra.
B. Ingiere carbohidratos complejos en pequeñas cantidades.
C. Consumo no excesivo de fruta. No la elimines por completo.

En cuestión de las verduras, se recomiendo que no sean licuadas ni en jugo. Al realizar este proceso disminuyes la calidad de la fibra vegetal que es esencial para la reversión. Procura si es posible consumir estos alimentos enteros, guisados, cocidos, en sopa, caldos o ensaladas. Las verduras congeladas que encuentras en los supermercados son una buena alternativa si te falta tiempo para cocinar algo más elaborado. Estos alimentos son considerados mínimamente procesados, no afectan en tu proceso de reversión de la diabetes.

Los carbohidratos complejos principalmente legumbres son esenciales para tu salud, incorpora pequeñas cantidades (media taza o ¼ de taza al día) y aumenta gradualmente si no te genera pico de glucosa. Reduce la cantidad si notas muchos gases, indigestión o cólicos inusuales. El tema con los carbohidratos es que es necesario ajustar conforme cada organismo responde.

La misma recomendación para la fruta, procura consumirla entera, no en jugo ni en licuado. Recuerda que, si te excedes en su consumo, puede subir tu glucosa y aumentar la resistencia a la insulina. Consumir la cantidad adecuada te ayudará a bajar tus niveles de glucosa a través de la microbiota intestinal.

Es frecuente que muchas personas tengan estreñimiento al cambiar su alimentación. La causa más común es la falta de fibra que sucede de forma natural al reducir la ingesta de carbohidratos. Revisa tu porción de vegetales y carbohidratos complejos. En caso necesario puedes recurrir a tomar fibra como la linaza en polvo para mejorar el estreñimiento o bien, consultar a tu médico para una evaluación de tu patrón intestinal.

La fibra juega un papel fundamental en la gestión de la diabetes al mejorar el control de la glucosa en sangre, aumentar la saciedad, reducir el colesterol y promover la salud digestiva. Es crucial incluir una variedad de fuentes de fibra en la dieta diaria, con un énfasis en la fibra soluble para los beneficios de control glucémico. Como siempre, es recomendable consultar a un profesional de la salud o nutricionista para personalizar la dieta según las necesidades individuales.

Condimentos y especias

Los condimentos y especias no solo sirven para mejorar el sabor de los alimentos, sino que también tienen una serie de beneficios para la salud. Se utilizan desde tiempos antiguos tanto en la cocina como en la medicina tradicional; se han estudiado por sus posibles efectos beneficiosos en la reducción de los niveles de glucosa en sangre, especialmente en personas con diabetes tipo 2. Estas especias no deben ser consideradas como un tratamiento único, sino como un complemento a una dieta saludable y un estilo de vida adecuado.

Por ejemplo, la canela, algunas investigaciones sugieren que puede ayudar a mejorar la sensibilidad a la insulina y reducir los niveles de glucosa en sangre, lo cual es beneficioso para personas con diabetes tipo 2. O la albahaca, la cual podría ayudar en el manejo de los niveles de azúcar en sangre.

Al añadir condimentos o especias como cúrcuma, pimienta negra o ajo a los alimentos, puede incrementar la sensación de saciedad, lo que podría ayudar a reducir el consumo excesivo de alimentos.

Si se balancean las comidas con los macronutrientes, se incorpora variedad para la micronutrición, y se agrega la cantidad de fibra suficiente, es muy posible que el paciente logre revertir la diabetes, pero si quiere aumentar aún más esta posibilidad y darle más fuerza a su comida, entonces debe incorporar condimentos y especias a su dieta. Estas sustancias o mezclas de ingredientes que se añaden a los alimentos con el objetivo de mejorar su sabor, aroma, color o textura, son muy utilizados para resaltar los sabores naturales de los alimentos, aunque también pueden aportar beneficios adicionales como propiedades antioxidantes o digestivas, dependiendo de los ingredientes.

Son esenciales para mejorar tu microbiota y disminuir la inflamación crónica. Se recomienda incluir al menos 15 condimentos y/o especias distintas a la semana. De preferencia naturales, evitar los envasados porque muchos de ellos contienen aditivos. Por condimentos y especias entendemos a la pimienta, ajo, cebolla, orégano, cúrcuma, clavo de olor, romero, perejil, entre otros.

Algunos condimentos o especias tienen beneficios particulares, entre ellos:

- **Canela:** ayuda a bajar la glucosa.
- **Cúrcuma:** potente antiinflamatorio natural.
- **Ajo:** mejora la función tiroidea por su alto contenido de selenio.
- **Jengibre:** antinflamatorio y laxante natural.
- **Fenogreco:** reduce la absorción de glucosa en el intestino y mejora la sensibilidad a la insulina.
- **Pimienta negra:** mejora la absorción de nutrientes y puede tener efectos beneficiosos sobre la glucosa.

- **Clavo:** propiedades antioxidantes que favorecen el control de la glucosa
- **Albahaca y cilantro:** tienen efectos antiinflamatorios que pueden ayudar en la regulación de la glucosa.

En resumen, además de su beneficio culinario al mejorar el aroma y la apariencia de los alimentos, resaltar sabores y aportar variedad en la cocina, agregar condimentos y especias mejora mucho la absorción de esos micronutrientes clave para revertir la diabetes. Las especias pueden desempeñar un papel interesante en el manejo de la diabetes, especialmente en diabetes tipo 2, debido a sus propiedades que ayudan a mejorar la sensibilidad a la insulina, reducir los niveles de glucosa en sangre, y aportar otros beneficios que favorecen la salud metabólica.

COME EN ORDEN

Comer en un horario regular, como el desayuno por la mañana, el almuerzo al mediodía y la cena por la noche ayuda a mantener un ritmo de alimentación adecuado para la digestión y el metabolismo. Algunas personas prefieren comer primero los alimentos más ligeros, como las verduras o las proteínas magras, y dejar los carbohidratos para el final, con el objetivo de mejorar la digestión o controlar el índice glucémico.

Comer en orden para la salud se refiere a cómo organizar los alimentos en tu dieta o las comidas del día para optimizar la digestión, controlar el peso, mejorar el metabolismo y mantener un equilibrio nutricional. Este tipo de orden alimentario puede ayudarte a mejorar la digestión, evitar picos de glucosa, mantener la saciedad por más tiempo y, en general, favorecer una salud metabólica más equilibrada.

Podemos llevar la alimentación a otro nivel con un truco relativamente nuevo, pero super útil y sencillo: comer en secuencia. Normalmente estamos acostumbrados a comer un poco de todo a la vez, o quizá empezar con los carbohidratos (arroz, frijoles, sopas primero), pero si nos ajustamos a este orden, será beneficioso: primero las verduras, después las proteínas y grasas, y al último los carbohidratos complejos.

Distribución de un platillo LOW-CARB

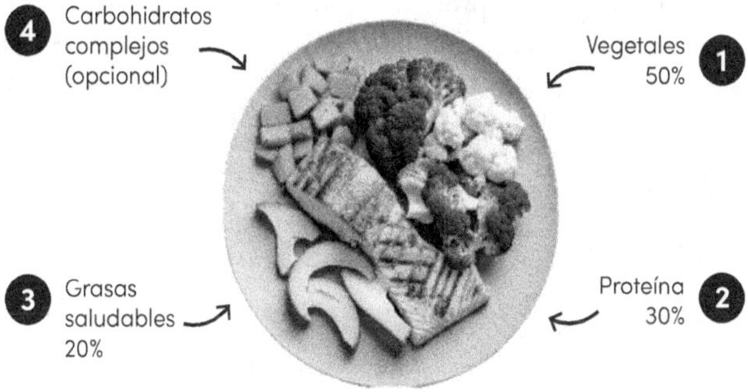

El orden de comer afecta las curvas de glucosa. Si comemos primero los carbohidratos, no habrá ningún alimento en nuestro sistema digestivo que amortigüe la entrada de glucosa al torrente sanguíneo y tendremos un pico de glucosa después de comer. Entiéndase un pico de glucosa después de comer si tu azúcar sube más de 40 mg/dL en relación con tu nivel de azúcar antes de comer. Si la glucosa sube mucho con las comidas, se libera también una cantidad grande insulina. Recordando que la diabetes tipo 2 es una enfermedad caracterizada por niveles altos de insulina en la sangre, es evidente que esto no ayuda a revertir la enfermedad. Entre más insulina, más resistencia, mayor almacenamiento de glucosa y mayor tasa de complicaciones a mediano-largo plazo.

Comer en orden o secuencia hace que esta elevación de glucosa después de comer sea menor, con la consecuente menor liberación de insulina. No se trata de evitar que la insulina suba en absoluto, porque necesitamos de los efectos benéficos de la insulina sin caer en los excesos.

Recuerda que la insulina es la principal hormona encargada de bajar tu glucosa, de equilibrar tu metabolismo energético y de decirle al cuerpo cuanta energía (grasa y glucosa) necesitas almacenar. Aplicando esta técnica además de los puntos anteriores, ayudará en gran medida a bajar tu glucosa y revertir la diabetes.

Los carbohidratos complejos son una excelente fuente de energía, pero es mejor consumirlos después de las verduras y las proteínas. Esto se debe a que los carbohidratos se digieren más rápido, y cuando los comes al final, el cuerpo ya ha tenido tiempo de procesar las fibras y las proteínas, lo que puede mejorar el control del azúcar en sangre. No es necesario espaciar los tiempos de comer. Es decir, al comer primero las verduras, puedes comer inmediatamente después las proteínas y grasas, e inmediatamente después los carbohidratos complejos, uno tras otro. Eso sí, procura comer en un lapso de diez a quince minutos para que tu cuerpo tenga tiempo de manejar esos alimentos y responder ante la subida de glucosa que acompaña el periodo postprandial.

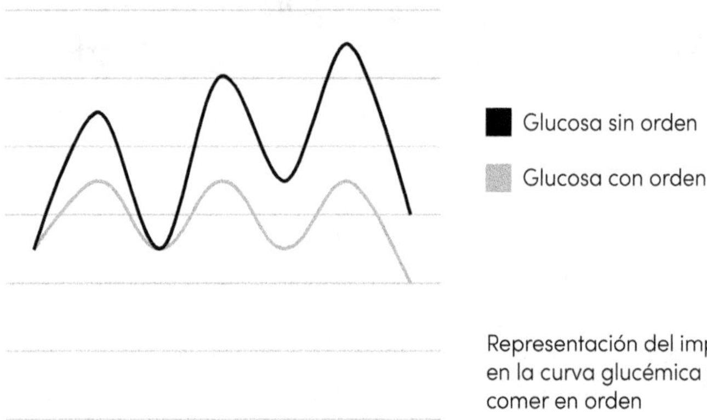

Representación del impacto en la curva glucémica por comer en orden

Come en casa

Por último, tenemos el consejo menos apreciado de todos pero que es la razón por la cual muchas personas no logran bajar su glucosa o revertir la diabetes. Si la mayor parte de las comidas son fuera de casa o no hechas por ti, muy probablemente no logres revertir la diabetes. Tampoco aconsejamos nunca comer fuera de casa, entendemos que debe haber cierta flexibilidad, pero siempre procurando inclinar la balanza hacia *comer más en casa.*

Comer fuera de casa no es necesariamente "malo" en sí mismo, pero puede presentar ciertos desafíos o riesgos para la salud, dependiendo de los hábitos alimenticios, las elecciones de alimentos y el ambiente en el que se come. Cuando comes fuera, no siempre tienes control total sobre los ingredientes ni sobre las cantidades que se utilizan en la preparación de los alimentos, muchos restaurantes usan ingredientes procesados, grasas trans, o azúcares añadidos que pueden ser perjudiciales para la salud si se consumen en exceso.

La razón es que al comer fuera de casa la mayoría de los proveedores de alimentos no pone en práctica los conceptos que revisamos previamente, a pesar de sus buenas intenciones; además de utilizar aceites vegetales, condimentos procesados que generan resistencia a la insulina (aunque no generen picos de glucosa), aditivos, conservadores que generan dislipidemias secundarias (triglicéridos altos y HDL bajo).

Procura una relación sana entre el número de comidas en casa y las comidas fuera de casa. Una regla sencilla es la de 80/20, el 80% de tus comidas en casa y 20% comidas fuera de casa. Este principio (conocido como Principio de Pareto) originalmente implica que el 80% de tus resultados los puedes obtener realizando solo el 20% de las acciones de ese emprendimiento, pero hicimos un ajuste a la regla para exponer el punto de flexibilidad en tus comidas.

Otra forma de comer con flexibilidad (lo veremos durante el ayuno intermitente) es una regla de 5/2 (cinco días comer bien y dos días fuera de casa) o 6/1 (seis días en casa y un día fuera de casa). Sea cual sea el esquema elegido, procura inclinar la balanza a comer la mayor parte del tiempo en casa o comidas hechas por ti. De lo contrario, observa tus glucosas, triglicéridos y HDL, si no mejoran, quizá este punto es el que hay que modificar. Comer fuera no tiene por qué ser un hábito frecuente. Disfrutar de una comida fuera de casa ocasionalmente, en un ambiente controlado y con opciones equilibradas, puede ser completamente compatible con una dieta saludable.

Hay personas que comen en casa, pero delegan el proceso de elaboración de alimentos a una cocinera o algún empleado doméstico en casa. A través de la experiencia, comparto que esto tampoco funciona para la mayoría. ¿Recuerdas la historia de Estela? Logró revertir la diabetes por completo porque tomó un rol activo en la elaboración de sus comidas. Ella misma elegía los ingredientes, platillos y se preparaba la mayoría de sus comidas. Si tú no sabes cocinar, no pasa nada, siempre hay formas, medios y tiempo para aprender. Comparto otra anécdota.

Cuando era residente de primer año de Medicina Interna en Xalapa, Veracruz, durante un fin de semana libre que mi esposa tenía guardia, y tuve antojo de chiles rellenos. En aquel entonces yo no sabía cocinar nada (solo huevos en distintas presentaciones) y le llamé a mi mamá para preguntarle cómo preparar unos chiles rellenos. Los chiles rellenos son un platillo mexicano en los que se utiliza chile poblano rellenos de quesos o algún guisado y frecuentemente son empanizados. Recuerdo que mi mamá me explicó qué tipo de chiles tenía que comprar, cómo los iba a limpiar (sacarles las semillas, etcétera) y rellenar, y después colocarlos en el sartén con una bolsa de plástico. Como yo no sabía nada de cocina, se me hizo muy extraño colocar los chiles adentro de una bolsa de plástico y ponerlos al sartén, pensé que mi mamá se había equivocado y que iban a prender fuego por la bolsa. Así que no utilice la bolsa, coloque los chiles directos en el sartén y después de freírlos, quise pelarlos, pero sin éxito obviamente. ¡Intenté rellenarlos como pude y al morderlos resultaron tremendamente duros! Para no hacer más larga esta historia, terminé tirando los chiles rellenos que tanto trabajo me costaron y volví a llamarle a mi mamá para decirle que su receta no servía. Entonces mi mamá me preguntó, "oye, pero después de freír los chiles, ¿los metiste en la bolsa para sudarlos y poderlos pelar?" y yo puse mi cara de sorpresa porque jamás me imaginé que para eso era la bolsa.

Ahí entendí mi error de novato en la cocina, pero también comprendí que no pasa nada si aprendemos de los errores y vamos aprendiendo a cocinar. Al final, los mejores chefs del mundo son muy buenos porque se han equivocado miles de veces y han aprendido de sus errores.

Así que no te sientas mal si no sabes cocinar o crees que no tienes habilidades. No creo que te equivoques con algo tan simple como yo. La clave es disfrutar el proceso y cuidar lo que comes.

Ahora que ya tienes los fundamentos de cómo balancear tus comidas, mejorar tu micronutrición, incorporar el ingrediente esencial para la reversión, potencializar tu comida, comer en el orden correcto y saludable, falta un ingrediente más a la fórmula: cuándo comer. Quizá has escuchado del ayuno intermitente. Saber cuándo dejar de comer es clave para una buena alimentación y sobre todo para revertir la diabetes tipo 2. A un lado las cucharas y tenedores porque es hora de dejar de comer.

3
Ayuno intermitente

SILVIA

Se trata de una mujer de 69 años, residente de Puebla, México, con diabetes tipo 2 desde hace tres años en tratamiento con insulina y metformina. A pesar de inyectarse 40 UI en la mañana y 30 UI en la noche, su glucosa se mantiene en promedio de 500 mg/dL con una hemoglobina glucosilada de 15%. Tiene obesidad con un peso de 115 kg para una estatura de 1.56 metros. Ha perdido mucha masa muscular a tal grado que no puede caminar sin el uso de bastón o ayuda de alguien; por si fuera poco, recientemente le detectaron un tumor cerca de la glándula suprarrenal izquierda posiblemente cancerígeno. Ha seguido las recomendaciones de sus médicos, pero no ha visto mejoría. Hasta que un día, escucha acerca del ayuno intermitente y sus posibles beneficios para bajar la glucosa.

Decidida a intentar hasta lo imposible por mejorar su situación, comienza saltándose el desayuno. Al cabo de un mes, sus glucosas se reducen a 300 mg/mL, su abdomen se ha desinflamado y curiosamente nota que no tiene hambre, a pesar de que casi no come. Por temor a tener hipoglucemias por tanta insulina, decide dejar de inyectarse y acude a consulta para una orientación de cómo hacer el ayuno de forma correcta. Durante su evaluación inicial, llama la atención que sus glucosas están constantemente elevadas, entre 300-400 mg/dL; sin embargo, la señora Silvia está muy contenta porque tenía tiempo sin ver estos números a pesar del uso de insulina.

Después de realizar estudios sobre su metabolismo, se concluye que el tumor referido no es funcional (no produce ni secreta ninguna hormona) y no es maligno, sino que es un crecimiento de tejido adiposo derivado de una resistencia extrema a la insulina. Se propone no utilizar insulina, balancear su alimentación, rehabilitación de extremidades inferiores y ayunos de 16 a 18 horas, cinco días por semana.

En cuestión de tres meses la señora Silvia bajó 20 kilos, ha recuperado musculatura y fuerza de sus piernas, tiene sus glucosas en promedio 180 mg/dL con una hemoglobina glucosilada de 8% sin ningún medicamento para la glucosa. Este es el poder del ayuno intermitente sobre todo cuando hay resistencia a la insulina.

Actualmente, la señora Silvia mantiene glucosas de 120 a 140 mg/dL con una hemoglobina glucosilada de 7% al momento de escribir este libro (ocho meses de tratamiento). Sin medicamentos ni insulina. Ha bajado más de peso, tiene más vitalidad que antes, han desaparecido las verrugas en su cuello, y continúa su proceso de reversión de la diabetes. Ha incorporado ayunos largos (más de 24 horas) a su esquema sin tener hambre, conservando masa muscular y sin ninguna carencia de micronutrientes.

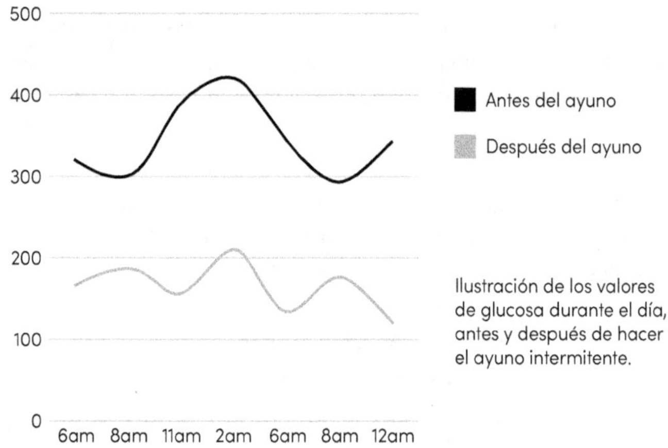

Ilustración de los valores de glucosa durante el día, antes y después de hacer el ayuno intermitente.

Ayuno: La clave de la salud

El ayuno, especialmente el intermitente, ha ganado popularidad en los últimos años como una práctica que puede tener beneficios para la salud. El ayuno se refiere a abstenerse de consumir alimentos o bebidas calóricas durante un periodo determinado de tiempo. Dependiendo del tipo de ayuno, esto puede durar desde unas pocas horas hasta varios días.

Los beneficios del ayuno, particularmente cuando se realiza de manera controlada y con conocimiento de causa, son respaldados por algunas investigaciones científicas. Una de las razones más poderosas para incorporar el ayuno a nuestra vida es porque activa la autofagia. Este descubrimiento, merecedor del Premio Nobel de Medicina en 2016, puso sobre la mesa uno de los mecanismos de sobrevivencia más importante que tiene el ser humano y todos los seres vivos. El ayuno activa procesos de autofagia, un mecanismo mediante el cual las células reciclan sus componentes dañados y produce nuevas células para que funcionen sin defecto. Este proceso es esencial para la reparación celular y puede proteger al cuerpo de enfermedades crónicas asociadas con el envejecimiento. Pongámonos a pensar: ¡el cuerpo se puede regenerar! Es cierto que no lo hace igual que una lagartija que puede regenerar por completo una extremidad, pero, mantener tus células bien "aceitadas" para garantizar el adecuado funcionamiento del metabolismo es una ventaja evolutiva digna de respeto.

Además de la autofagia, por si fuera poco, el ayuno intermitente puede mejorar la sensibilidad a la insulina. Esto significa que el cuerpo utiliza la glucosa de manera más eficiente, lo cual es crucial para la prevención de la resistencia a la insulina y diabetes tipo 2. De hecho, el ayuno, así como lo lees, es parte de una buena alimentación. Es decir, que si estás buscando mejorar tu dieta, inevitablemente debes considerar integrar el ayuno a tu régimen alimenticio, de lo contrario, no será una buen alimentación.

El ayuno intermitente es una práctica alimentaria que alterna periodos voluntarios, planeados y controlados de ayuno con periodos de alimentación; aunque no es una dieta en sí misma, se refiere más a un patrón de alimentación. Existen diferentes métodos de ayuno intermitente, que revisaremos más adelante, pero los más comunes incluyen el ayuno de 16 horas (16:8), el ayuno de 24 horas una o dos veces por semana, o el método 5:2, en el que se come normalmente durante cinco días a la semana y se limita la ingesta calórica durante dos días.

No comer de manera adecuada o no comer en absoluto no es bueno para la salud, y en general, puede ser perjudicial. La salud requiere un equilibrio entre los nutrientes que consumimos, y esto incluye una ingesta adecuada de alimentos para proporcionar la energía, las vitaminas, los minerales y otros nutrientes esenciales para el funcionamiento del cuerpo. Tanto lo que comemos como lo que no comemos es importante; además, no podemos estar comiendo todo el tiempo porque esto implica un desequilibrio entre el tiempo que pasamos comiendo y el que realmente pasamos en ayuno. Entiendo que la idea de dejar de comer pueda parecer raro hasta cierto punto, así que déjame contarte cómo descubrí lo que hace el ayuno intermitente. Estoy seguro de que te sentirás identificado.

Mi primer contacto con el ayuno intermitente fue durante mi tercer año de residente de Medicina Interna. En aquel entonces, mi peso rondaba los 105 kilogramos para una estatura de 1.86 m, intenté bajar de peso y reducir mi perímetro abdominal a base de ejercicio y consumir una dieta alta en carbohidratos porque se suponía que los carbohidratos eran energía esencial para hacer ejercicio. Nada más alejado de la realidad. Hasta que un día, cansado de tantos esfuerzos sin mover la báscula de manera significativa, me dice mi esposa: "Haz ayuno intermitente". Jamás en mi vida había escuchado ese concepto y obviamente mi respuesta primitiva fue un rechazo ante la misma idea de dejar de comer por ciertas horas. Más aún, estando tan acostumbrado a manejar esquemas de nutrición en pacientes hospitalizados con enfermedades críticas e incluso indicar nutricional parenteral (una forma de nutrición artificial intravenosa), la idea de no comer rayaba en la locura, pero por alguna razón, lo hice. Fui en contra de lo recomendado, porque "lo recomendado no daba buen resultado".

Así empecé a notar una disminución del perímetro abdominal notable en menos de dos semanas; los primeros días fueron muy difíciles porque no estaba acostumbrado al ayuno y carecía de flexibilidad metabólica. Este malestar inicial tan solo duró cinco días y después todo comenzó a tomar su lugar. Al cabo de tres meses ya podía hacer ayunos de 16 horas. Pasaron seis meses para que pudiera hacer ayunos de 24 horas. Me tomó tiempo acostumbrarme y adaptar mi metabolismo a esta nueva rutina. Con el tiempo, además de alcanzar mis 84 kg, que he mantenido desde hace cinco años, desaparecieron las alergias, se terminaron las migrañas y no he tenido episodios de estreñimiento. Fue así como empecé a experimentar por mí mismo los efectos del ayuno en combinación de una alimentación baja en carbohidratos y después comencé a recomendarlo a personas cercanas, observando cómo mejoraban además sus parámetros de laboratorio. Cosa que aprendía del ayuno, cosa que observaba en la vida real.

Los efectos del ayuno van más allá de revertir la resistencia a la insulina y normalizar la glucosa, ayuda en muchas áreas de la salud, pero requiere constancia y disciplina. Lo que trato de decir es que el mejor aliado del ayuno es el tiempo; el cuerpo humano está diseñado para ayunar. No lo habíamos hecho en las últimas décadas debido a la alta disponibilidad de comida y porque se recomendaba comer todo el tiempo. Es hora de utilizar el músculo del ayuno atrofiado para activar la regeneración celular, mejorar la flexibilidad metabólica y eliminar la resistencia a la insulina.

Beneficios y advertencias del ayuno

El ayuno intermitente es un patrón de alimentación en el que las personas alternan entre periodos de comida y de ayuno (no ingerir calorías). Cuando se realiza de manera controlada, el ayuno intermitente puede tener beneficios como:

- Mejorar la sensibilidad a la insulina
- Reducir el riesgo de enfermedades metabólicas
- Efectos positivos en la salud cardiovascular
- Mejorar la regulación del peso corporal
- Neuroprotección
- Reducción de la inflamación crónica
- Beneficios para el cerebro y la función cognitiva
- Estimula la autofagia
- Estimula la longevidad
- Ayuda en la función celular y la reparación del ADN
- Equilibrio hormonal
- Repara la microbiota

El ayuno y la diabetes son un tema complejo, y su efecto sobre las personas con diabetes depende de varios factores, como el tipo de diabetes (tipo 1 o tipo 2), la duración, el tipo de ayuno y el control que tenga la persona sobre su enfermedad. De hecho, el ayuno no se recomienda de primera línea para el tratamiento de la diabetes tipo 1, ya que los riesgos de hipoglucemia y cetoacidosis diabética son mayores.

Las recomendaciones de este libro están enfocadas en la diabetes tipo 2. Sí puede ayudar en otros tipos de diabetes o estados hiperglucémicos, pero es bien importante conocer por qué vamos a hacer ayunos, es decir, qué problema queremos corregir. ¿Cómo ayuda el ayuno en la diabetes tipo 2? En esta condición se tiene una exceso glucosa almacenada de forma anormal y además cursa con niveles altos de insulina y todo esto se corrige con el ayuno. Si puedes responder correctamente la misma pregunta para los otros tipos de diabetes, entonces sí te ayuda. Si la respuesta no es clara o no hay un objetivo específico en mente que puedes señalar, mejor no hagas ayuno y pide una opinión de un experto sobre tu caso.

El ayuno intermitente (por ejemplo, el método 16/8, en el que se ayuna durante 16 horas y se come durante una ventana de 8 horas) ha mostrado algunos beneficios en el control de la glucosa y la pérdida de peso en personas con diabetes tipo 2. Sin embargo, esto no significa que dejar de comer sin más sea beneficioso. El ayuno debe hacerse de forma responsable, con la supervisión adecuada de alguien con experiencia en el tema. Esta práctica mal realizada también conlleva riesgos, como la hipoglucemia y las fluctuaciones de los niveles de glucosa, especialmente si no se ajustan adecuadamente las dosis de medicamentos o la ingesta de alimentos.

Siempre es recomendable consultar a un médico antes de comenzar un régimen de ayuno, ya que la diabetes es una condición compleja que requiere un manejo personalizado. Algunas complicaciones del ayuno para tener en cuenta son:

- Deficiencias nutricionales
- Pérdida de masa muscular
- Disminución de la tasa metabólica
- Fatiga y debilidad
- Trastornos alimentarios

Estos problemas no se presentan si se realiza el ayuno intermitente de manera correcta y sobre todo si se elige el esquema y duración adecuados para su metabolismo. Así mismo, es indispensable mantener una alimentación balanceada y de calidad porque como verás, comerás menos, y esas comidas tienen que aportar los nutrientes que tu cuerpo necesita.

Todo en esta vida requiere de un equilibrio dinámico, incluyendo el tiempo que pasamos comiendo y sin comer. Tradicionalmente se nos ha enseñado que lo primero que debemos realizar al despertarnos es desayunar. A media mañana una colación para darle energía al cuerpo, después la comida de la tarde, seguida de otra colación y por último la cena. Y, si se puede otro poquito antes de dormir, mejor. De esta forma pasamos la mayor parte del día comiendo intercalado con un periodo muy corto sin comer.

El 70% del tiempo nos encontramos comiendo
El 30% estamos en ayuno

Esto nos lleva a un desequilibrio entre las horas que pasamos comiendo y las horas que pasamos sin comer. Este desequilibrio, que es la base del ayuno intermitente, trae consecuencias negativas como la resistencia a la insulina y todas sus complicaciones asociadas, como la diabetes tipo 2. Es importante restaurar este equilibrio nuevamente para que nuestro metabolismo funcione con normalidad como lo hizo la señora Silvia, quien logró bajar mucho sus niveles de glucosa y reducir sorprendentemente la resistencia a la insulina. Cierto es que no todos necesitan ayunos de 16 o 18 horas, cada uno tiene su *ayuno correcto*.

Los beneficios son múltiples e indiscutibles cuando se realiza de forma correcta. Es importante hacer la observación de que no todos los beneficios del ayuno son evidentes al inicio. Algunos suceden en los primeros días o semanas (mejorar la resistencia a la insulina) mientras que otros efectos suelen notarse meses después (salud cardiovascular, autofagia). El tiempo es el mejor aliado del ayuno intermitente. Mantén la constancia con el esquema que elijas, ajústalo conforme a la marcha y empezará a notar sus bondades.

Ahora pasemos a la parte de cómo iniciar el ayuno intermitente.

NO COMAS TODO EL TIEMPO

El ser humano está diseñado para soportar ayunos largos y aprovecha cada vez que ayunamos para regenerarse y restaurar su salud. Cuando dormimos, estamos en ayuno y el cuerpo se regenera, esto nadie lo duda. De forma similar, aunque no igual, sucede cada vez que NO estamos comiendo. Esta es la base del ayuno intermitente y es únicamente, comer menos veces al día.

Al comer muchas veces, no le das tiempo al cuerpo de quemar los excesos y de regenerarse. Esto hace que comiences a acumular azúcar, grasas, toxinas y radicales libres que dañan al cuerpo. Tienes que darle tiempo a tu cuerpo de eliminar estas toxinas mediante ayunos saludables, espacios donde no ingieres alimentos. Cada vez que ingerimos alimentos, el cuerpo quema calorías y tiene que realizar el arduo trabajo de digerir los alimentos, moverlos por el tracto intestinal, absorberlos y metabolizarlos. Esto quema energía, aunque tú no lo sientas. El estar continuamente forzando a tu metabolismo a realizar estos procesos sin un descanso es lo que daña al cuerpo por desgaste. Todos necesitamos un descanso de vez en cuando y tu cuerpo también lo necesita.

Comer todo el tiempo, o en exceso de manera constante, puede tener varios efectos negativos en la salud. La clave para mantener un estilo de vida saludable es encontrar un balance adecuado entre la cantidad y calidad de la comida. Es importante que las colaciones no sean una respuesta a emociones como el estrés, aburrimiento o ansiedad. Comer por razones emocionales puede llevar a una ingesta excesiva de alimentos y a una relación poco saludable con la comida. Si sientes que esto es un problema, es útil buscar otras formas de manejar esas emociones.

Cada vez que comemos, el páncreas libera insulina para ayudar con la distribución de esa energía procedente de la comida. Todo alimento provoca una liberación de insulina, como vimos, aunque los carbohidratos y las proteínas provocan mayor secreción. De hecho, probar la comida (incluso si no la tragas) puede tener un efecto sobre los niveles de insulina en el cuerpo, aunque este efecto suele ser mucho menor que si se consume la comida; esto se debe a que el sistema digestivo y endocrino reaccionan ante la presencia de alimentos, incluso si no se ingieren completamente; sin embargo, la magnitud de esta respuesta es mucho más baja en comparación con la que ocurre cuando realmente comes. Aunque es interesante que el solo acto de probar la comida pueda provocar una pequeña liberación de insulina, este efecto es mínimo y no es algo que cause un aumento significativo en los niveles de insulina ni en los niveles de glucosa en sangre, especialmente si solo se "prueba" una pequeña cantidad de comida.

Comer menos veces es parte del ayuno intermitente. Es sencillo una vez que tu cuerpo esté acostumbrado; es posible que le tome algunos días o semanas en adaptarte, lo importante es que comiences poco a poco, en promedio le toma al cuerpo entre tres y cuatro semanas lograr esta adaptación a la grasa y equilibrio hormonal que tanto necesitas para revertir tu diabetes. Avanza a tu ritmo conforme te vayas sintiendo cómodo de la siguiente manera:

Paso 1

Lo primero es dejar de picar entre comidas. Come tus dos o tres comidas fuertes al día y nada más. Desayuna hasta que quedes satisfecho, come y/o cena a la hora habitual; balancea tus comidas, como viste en el capítulo anterior; no te fijes en la porción, ya habrá tiempo para eso. Tu cuerpo irá ajustando las porciones conforme a la marcha si aplicas los principios revisados en este libro. Preocúpate por no comer demasiados carbohidratos simples. Hazlo así por tres semanas. Si ya haces esto, entonces ve directamente al paso 2.

Flexibilidad metabólica

La flexibilidad metabólica es la capacidad del cuerpo para adaptar su metabolismo y utilizar diferentes fuentes de energía de manera eficiente, según las necesidades y condiciones del entorno. Esto implica que el cuerpo pueda cambiar de forma eficaz entre el uso de carbohidratos y grasas como fuentes de energía, dependiendo de factores como la disponibilidad de nutrientes, la actividad física y los ciclos circadianos.

Dicho de otro modo, si una persona no puede estar sin comer por más de cuatro horas porque se siente mal o muere de hambre, tiene poca flexibilidad metabólica, es incapaz de adaptarse y utilizar diferentes fuentes de energía, y depende exclusivamente de los carbohidratos. Por eso hay personas que todo el tiempo están comiendo para sentirse con energía. Esto no es normal y no debería ocurrir. La buena noticia es que tiene remedio. Puedes aumentar tu flexibilidad metabólica para pasar más tiempo sin comer sin sentirte mal al entrenar a tu cuerpo a utilizar distintas fuentes de energía. Ya sea por costumbre, hábito o falta de flexibilidad metabólica, puede ser difícil dejar de picar ente comidas, pero avanza a tu ritmo: primero elimina una colación y después de unos días, elimina la siguiente. O bien, en lugar de comer cada tres horas, hazlo cada cuatro o cinco horas, y ve alargando este periodo poco a poco hasta que puedas organizar tu día con dos o tres comidas fuertes sin colaciones.

La práctica del ayuno intermitente o el ayuno prolongado puede mejorar la capacidad del cuerpo para utilizar las grasas como fuente de energía, lo que mejora la flexibilidad metabólica. Durante el ayuno, el cuerpo recurre a las reservas de grasa para obtener energía, lo que fomenta la adaptación. La flexibilidad metabólica es una habilidad vital que nos permite adaptarnos a diferentes situaciones y fuentes de energía, ya sea utilizando glucosa o grasas, dependiendo de lo que el cuerpo necesite en ese momento. Una buena flexibilidad metabólica es clave para mantener la salud a largo plazo, mejorar el rendimiento físico, controlar el peso y revertir enfermedades metabólicas como la diabetes.

Paso 2

Una vez que estés adaptado con el paso 1, es momento de configurar tu ayuno base. Es muy sencillo. Elige un horario para desayunar y cenar en los cuales exista una diferencia de al menos doce horas entre una comida y otra. Por ejemplo:

A. Cena a las 9:00 p.m. y desayuno a las 9:00 a.m.

B. Cena a las 7:00 p.m. y desayuno a las 7:00 p.m.

Así de sencillo estableces tu ayuno base. De ser posible apunta a 13 horas entre la cena y el desayuno. Esto además te permite cierta flexibilidad en tus horarios de comer, sobre todo si tu rutina es un tanto incierta o impredecible; de esta forma estarás equilibrando el tiempo que pasas comiendo durante el día (ventana de alimentación) con el tiempo que pasas sin comer (periodo de ayuno). Esta duración de ayuno es muy corta como para bajar de peso al extremo, no te preocupes por esto, siempre y cuando tu alimentación sea equilibrada no tiene por qué pasar; con este ajuste extremadamente sencillo estarás ayudando a tu cuerpo a disminuir tus niveles de insulina que si recuerdas la primera parte de este libro, es la base de la reversión de la diabetes, ¿qué te parece?

ESPACIO ENTRE CENA Y DESAYUNO

El espacio entre la cena y el desayuno es importante para el bienestar y el metabolismo del cuerpo, especialmente si se sigue un patrón de ayuno intermitente. En términos generales, se recomienda dejar un espacio al menos 12 horas entre la última comida del día (cena) y la primera del día siguiente (desayuno). Es importante que en este lapso no rompas el ayuno. Cualquier cosa que comas o tomes que contenga calorías pueden romper el ayuno. Se sugiere que durante el ayuno únicamente tomes agua, agua mineral, té natural o café negro para no romperlo.

Este espacio de al menos 12 horas te permite cierta flexibilidad en tus horarios de comer de la siguiente forma: si cenas a las 9:00 p.m., procura tu desayuno a las 9:00 a.m. o después de esta hora. Si cenas a las 7:00 p.m., entonces procura el desayuno a las 7:00 a.m. o después de esta hora. Si el espacio entre la cena y el desayuno es menor a 12 horas, el cuerpo comienza a acumular más grasa y glucosa que no permiten revertir la diabetes tipo 2.

Procura aplicar este concepto la mayor parte del tiempo. Considéralo como la base del ayuno, hay personas que revierten la diabetes por completo cuidando su alimentación y con ayunos de doce horas. No todos necesitan alargar el ayuno para revertir. La razón es que hay personas con diabetes tiene que no tienen mucha resistencia a la insulina y no tiene exceso de glucosa almacenada en su cuerpo, en comparación de otras. Aunque muchas personas creen que su diabetes es igual a lo de otros por ser tipo 2, esto es falso. Es cierto que comparten muchos mecanismos comunes, pero en realidad cada uno tiene su combinación de problemas metabólicos únicos a resolver. En mi experiencia, es poco frecuente que se necesiten ayunos super largos (más de 20 horas) para lograr revertir la diabetes por completo.

Te recomiendo seguir con los pasos 1 y 2 durante cuatro a seis semanas hasta que notes la presencia de signos de adaptación metabólica, antes de pasar al paso 3.

Signos de adaptación metabólica

La adaptación metabólica se refiere al proceso por el cual el cuerpo ajusta su metabolismo para adaptarse a cambios en la dieta, la actividad física, los patrones de sueño, o incluso el entorno. A menudo, esto ocurre cuando se implementan cambios en los hábitos alimenticios, como una dieta baja en carbohidratos, un régimen de ayuno intermitente, o un aumento significativo en la actividad física. Es decir, son los cambios que experimenta el cuerpo en su metabolismo como respuesta a estos estímulos. Estos ajustes permiten que el cuerpo funcione de manera más eficiente en condiciones nuevas o desafiantes. Algunos de los signos de adaptación metabólica incluyen:

- Aumento de la energía
- Recuperación más rápida tras el ejercicio
- Pérdida de grasa corporal (disminución en tallas o del perímetro abdominal)
- Menos hambre y antojos
- Saciedad con porciones menores de comida
- Mayor claridad mental y concentración

Estos signos de adaptación metabólica reflejan un proceso continuo en el que el cuerpo se vuelve más eficiente al responder a diferentes cambios en la dieta, el ejercicio y el estilo de vida, favoreciendo la estabilidad de la energía y la salud metabólica en general, estos cambios son lo primero que notarás en tu proceso de revertir la diabetes incluso antes de que puedas observar mejoría en tus parámetros de laboratorio.

La adaptación a la grasa se refiere al proceso mediante el cual el cuerpo mejora su capacidad para utilizar grasas como fuente principal de energía en lugar de los carbohidratos, que es parte de la adaptación metabólica y de la flexibilidad metabólica. El proceso de adaptación metabólica a la grasa no ocurre de la noche a la mañana. Para las personas que adoptan una dieta baja en carbohidratos o cetogénica, se estima que la adaptación completa puede tomar entre dos y cuatro semanas, en promedio. Lo que sucede está relacionado con la insulina y la quema de grasa es fundamental para comprender cómo el cuerpo utiliza la energía almacenada y cómo diferentes patrones de alimentación y estilos de vida pueden influir en la capacidad de perder grasa. Básicamente sucede lo siguiente:

- **Insulina alta**: el cuerpo está en modo de almacenamiento de grasa, ya que la insulina bloquea la liberación de grasa almacenada para su uso como energía.
- **Insulina baja**: el cuerpo está en modo de quema de grasa, ya que los niveles bajos de insulina permiten la liberación de las reservas de grasa para ser utilizadas como fuente de energía.

La insulina es una hormona clave que regula el metabolismo de carbohidratos, grasas y proteínas en el cuerpo. Su función principal es ayudar a transportar la glucosa desde la sangre hacia las células, donde se utiliza como fuente de energía o se almacena como glucógeno en los músculos y el hígado; sin embargo, la insulina también tiene efectos sobre el almacenamiento de grasa corporal y la capacidad del cuerpo para quemar grasa. La insulina también promueve el almacenamiento de grasa en el tejido adiposo (graso) al inhibir la liberación de grasa desde las células de grasa al torrente sanguíneo. Esto se debe a que la insulina bloquea una serie de enzimas clave involucradas en la lipólisis (la descomposición de las grasas almacenadas en ácidos grasos libres). Esto significa que cuando los niveles de insulina son altos, el cuerpo se concentra en modo almacenar grasa en lugar de quemarla.

Cuando los niveles de insulina son bajos, el cuerpo puede liberar las reservas de grasa almacenadas y usarlas como fuente de energía. Al llevar una dieta baja en carbohidratos y practicar el ayuno intermitente, los niveles de insulina disminuyen. Esto provoca dos reacciones importantes que son parte de la adaptación y flexibilidad metabólica, que explican cómo ayuda a recuperar la salud metabólica.

El primer mecanismo tiene que ver con las enzimas (proteínas) que digieren la grasa (lipólisis). Cuando los niveles de insulina son bajos, las enzimas responsables de la lipólisis (descomposición de la grasa) no están inhibidas, lo que facilita la liberación de ácidos grasos desde las células de grasa al torrente sanguíneo. Y el segundo mecanismo es la creación y uso de cuerpos cetónicos: con una dieta baja en carbohidratos o durante el ayuno, los niveles bajos de insulina también fomentan la producción de cuerpos cetónicos a partir de las grasas. Los principales son el hidroxibutirato, acetona y acetoacetato. Piensa en ellos como otra fuente de combustible para el metabolismo y no tienen nada que ver como una cetoacidosis diabética o un estado hiperosmolar. Es habitual sentir preocupación cuando se observan cetonas en orina, pero esto no necesariamente es algo malo que amerite corrección. A no ser, que estas cetonas sean porque tiene la glucosa muy alta y además tiene síntomas de descompensación (náuseas, vómitos, dolor abdominal, sudoración excesiva, malestar general, cefalea, somnolencia, cansancio extremo), entonces sí tendría que ir al médico urgentemente.

Cuando las cetonas son producto de la dieta baja en carbohidratos y del ayuno intermitente, su glucosa se mantiene estable y además no tiene ningún síntoma de descompensación, no hay nada de qué preocuparse. En caso de duda, siempre puede acudir a consulta médica para confirmar de dónde vienen esas cetonas e identificar si ameritan o no alguna corrección. Recuerda que estos cuerpos cetónicos son utilizados como fuente de energía alternativa para el cerebro y otros órganos, lo que reduce aún más la necesidad de glucosa y favorece el uso de grasa.

Paso 3 (solo en caso necesario)

La mayoría de las personas revierten la diabetes mejorando su alimentación como revisamos anteriormente y realizando los pasos 1 y 2 del ayuno intermitente sin necesidad de pasar al paso 3. En algunos casos es recomendable realizarlo, sobre todo cuando los niveles de insulina y glucosa son muy altos, se padece de un hígado graso severo o bien, se necesita o desea bajar de peso.

Ahora que tienes tu base de ayunos de doce o trece horas, no picas entre comidas, has aumentado tu flexibilidad metabólica y además tienes signos de adaptación metabólica, puedes intentar alargar un poco más el ayuno intermitente.

Primero, analiza cuál comida te sería más fácil saltarte. Pregúntate si en la mañana realmente tienes hambre o si por la tarde es cuando más hambre tienes. Si en la mañana no te levantas con mucha hambre, entonces te recomiendo saltarte el desayuno de una a dos veces por semana. Si es en la tarde cuando no tienes hambre, entonces sáltate la cena de la tarde de una a dos veces por semana. Mantente así durante cuatro semanas, y avanza al siguiente paso cuando te sientas cómodo saltándote una comida. De esta forma estarás realizando ayunos de 16 a 20 horas en promedio, uno o dos días por semana. Puedes avanzar más rápido si lo deseas y te sientes bien, pero yo recomiendo que le des tiempo al proceso. En medicina casi nunca es bueno apresurar las cosas.

Si has llegado a implementar este paso, quizá no has logrado suspender todos los medicamentos o revertido la diabetes por completo, pero quieres llegar al siguiente nivel o bien simplemente tienes curiosidad de experimentar cómo se sienten los ayunos largos, adelante; no lo hagas si estás perdiendo mucha masa muscular y estas muy bajo/a de peso. En caso de que no tengas complicaciones por el ayuno, sigue adelante si no has logrado tu meta, sáltate el desayuno o la cena de tres a cuatro veces por semana.

ATENCIÓN: el ayuno intermitente debe ser monitoreado cada tres meses al menos. Realizar ayunos intermedios o largos puede ser perjudicial si no se realizan con el debido cuidado. Es importante que escuches a tu cuerpo durante los ayunos. Aprende a detectar cuando parar y cuando seguir adelante. Revisa tu peso y masa muscular, no deberías bajar en extremo en ambos rubros. Siempre cuestiona si realmente te hace fala ayunar más, no lo hagas nada más por inercia. Piensa cuál es el problema que intentas resolver con los ayunos largos. Si no hay una meta clara, mejor no realices ayunos largos.

Paso 4 (solo en caso muy necesario)

Si te sientes listo, sáltate dos comidas consecutivas para realizar ayunos más de 20 horas. Es decir, sáltate el desayuno y la comida de la tarde de este día, de esta forma comerás solamente una vez al día. Estos son los ayunos 20/4. Hazlo de dos a cuatro veces por semana, conforme te sientas cómodo. O bien, sáltate la comida de la tarde y la cena, esto depende de cuáles comidas son más fáciles saltarte para ti. Mantente así por cuatro semanas y revisa si el ayuno es el correcto.

- Recuerda mantenerte siempre bien hidratado cuando te saltas las comidas. Saltarse las comidas significa no comer alimentos, pero sí tienes permitido ingerir líquidos y deberías de hacerlo.
- Toma de uno a dos litros de agua al día. Agua mineral, café sin azúcar o té natural son otras opciones de líquidos que puedes tomar. El caldo de hueso es otra alternativa.
- Agrega un poco de sal a las comidas para evitar deshidratación al realizar los ayunos.

- Si tomas algún medicamento, acude con tu médico para ajustar las dosis antes de realizar los ayunos. Durante los ayunos es muy probable que necesitas bajar las dosis de algunos de ellos o quizá hasta suspenderlos.

Ahora que conoces cómo realizar el ayuno intermitente de forma sencilla y escalonada, revisaremos algunos puntos clave para que ajustes tu esquema de acuerdo con tu estilo de vida y, por supuesto, de acuerdo con tu metabolismo.

TIPOS DE AYUNO INTERMITENTE Y DURACIÓN

Existen diferentes tipos de ayuno intermitente, cada uno con sus características específicas, que pueden adaptarse a las necesidades y objetivos individuales.

A continuación, detallo los más populares:

- **Método 16/8:** Consiste en ayunar durante 16 horas y restringir la ingesta de alimentos a una ventana de 8 horas. Por ejemplo, puedes comer entre las 12:00 p.m. y las 8:00 p.m. y ayunar de 8:00 p.m. a 12:00 p.m. del día siguiente. Es uno de los métodos más populares y fáciles de seguir, ya que solo requiere saltarse una comida (desayuno). Ayuda a regular los niveles de azúcar en sangre, mejora la sensibilidad a la insulina y favorece la pérdida de peso. Este tipo de ayuno se realiza todos los días de forma consecutiva.
- **Ayuno de 24 horas (Eat-Stop-Eat):** Este ayuno implica abstenerse de comer durante 24 horas, generalmente una o dos veces por semana. Por ejemplo, puedes comer a la cena de un día y no volver a comer hasta la cena del día siguiente. Promueve la pérdida de peso y mejora la salud metabólica, pero puede ser difícil de mantener para algunas personas debido a la duración del ayuno.
- **Ayuno en días alternos (Alternate-Day Fasting):** En este tipo de ayuno, alternas días de ayuno completo (o con muy pocas calorías, entre 500-600) con días de alimentación normal. Se asocia con una reducción significativa en el peso corporal y

mejora de la salud metabólica, pero puede ser más desafiante de seguir por las restricciones en los días de ayuno.

Estos esquemas de ayuno son muy buenos para aquellas personas adaptadas metabólicamente y acostumbradas al ayuno intermitente. Si apenas inicias con el ayuno, es aconsejable comenzar los siguientes tipos:

- **Método 5/2:** en este método, comes normalmente durante 5 días a la semana y, en los otros 2 días, reduces la ingesta calórica a unas 500-600 calorías (generalmente entre 25-30% de tus calorías normales). Los días de ayuno pueden no ser consecutivos. Ayuda a reducir el total de calorías semanales sin necesidad de restringir todos los días. Es más flexible, pero los días de ayuno pueden ser difíciles si no se planifican adecuadamente. Para reducir la ingesta calórica solo necesitas saltarte una comida del día.
- **Método 12/12:** este es un tipo de ayuno más suave, donde se ayuna durante 12 horas y se come durante las otras 12 horas del día. Por ejemplo, se puede comer entre las 7:00 a.m. y las 7:00 p.m. y ayunar de 7:00 p.m. a 7:00 a.m. Es ideal para quienes están comenzando con el ayuno intermitente, ya que es un enfoque más accesible y menos estricto. Ayuda a establecer un ciclo natural de ayuno y puede ser un buen punto de partida antes de probar métodos más largos.

Cada tipo de ayuno tiene sus propios beneficios, y elegir el adecuado depende de tus objetivos personales, tu capacidad para adaptarte a diferentes horarios y tu estado de salud general. Existen más tipos de ayuno intermitente, pero estos me parecen los más populares, fáciles de entender, efectivos para mejorar la salud y muy aplicables en la vida diaria. Lo más importante, es que elijas el ayuno correcto de acuerdo con su situación.

El ayuno correcto

El ayuno intermitente no es de 14, 16 o 20 horas. El ayuno es el que tu cuerpo necesita, para lo cual puede guiarse con las pautas señaladas en los capítulos previos, pero además tenemos al alcance otras mediciones y parámetros de laboratorio que puedes tomar en cuenta para saber si le falta ayuno intermitente, si es el correcto o si se está excediendo.

Lo habitual es que las personas que realizan esta práctica, al no ver el resultado esperado tienen a prolongar la duración de los ayunos o su frecuencia, y así sucesivamente hasta lograr sus objetivos. Esta es una forma de ajustar tu ayuno, pero también recuerda que otra forma es hacer exactamente lo opuesto. Hay casos en los cuales es recomendable disminuir la duración o frecuencia del ayuno para lograr los objetivos; considera disminuir el ayuno como una opción para ajustar tu ayuno intermitente.

Además de tomar los signos de flexibilidad y adaptación metabólica como indicadores de cuál es el ayuno correcto, aprender a escuchar tu cuerpo es de vital importancia.

Algunos signos de que te estas excediendo con el ayuno son:

- Glucosas en el límite inferior (entre 60-70 mg/dL o menores A1c menor a 5.0%)
- No hay bienestar
- Pérdida de masa muscular
- Hambre descontrolada
- Nivel de insulina en suero menor a 5 µUI/mL

En condiciones ideales, un nivel de insulina menor a 10 µUI/mL es el objetivo final, de ser posible. Niveles superiores a 10 µUI/mL se observan que una frecuencia muy alta en personas con síndrome metabólico y estadísticamente aumenta el riesgo cardiovascular.

En resumen:

A. Si tu nivel de insulina es mayor a 10 µUI/mL, quizá te falte más ayuno.
B. Si tu nivel de insulina es menor a 10 µUI/mL, quizá no te falte más ayuno.
C. Si tu nivel de insulina es menor a 3 µUI/mL, quizá te estés excediendo con el ayuno.

Recuerda que lo más importante no es guiarte por los números, son variables auxiliares para complementar tu situación clínica, pero lo importante es cómo te sientes con lo que estás haciendo y que tan favorables han sido tus resultados con esas intervenciones.

Ajusta tu ayuno

Ajustar el ayuno intermitente implica modificar la duración del ayuno, la ventana de alimentación y la frecuencia de los periodos de ayuno según tus necesidades personales, objetivos y cómo responde tu cuerpo. Aquí tienes algunas pautas para ajustar el ayuno intermitente de manera efectiva:

Comienza con un enfoque más suave. Si es la primera vez que practicas ayuno intermitente, es recomendable empezar con métodos más suaves y aumentar gradualmente la duración del ayuno conforme te sientas cómodo:

- **Método 12/12:** ayunar durante 12 horas y comer durante 12 horas. Este es un buen punto de partida y permite que el cuerpo se acostumbre a la idea de ayunar sin un gran esfuerzo.
- **Método 16/8:** cuando ya te sientas cómodo con el 12/12, puedes probar el ayuno de 16 horas con una ventana de 8 horas para comer, que es el protocolo más común.

Ajusta la ventana de comida. Si el método 16/8 es adecuado para ti, pero encuentras que las 8 horas de comida son demasiado largas o cortas, puedes experimentar con una ventana más corta o larga. Por ejemplo:

- **Ventana de 6 horas (18/6):** comer durante 6 horas y ayunar durante 18 horas. Esto puede ser útil si prefieres comer en una ventana más concentrada.
- **Ventana de 10 horas (14/10):** comer durante 10 horas y ayunar durante 14 horas puede ser una opción más fácil para quienes tienen hambre temprano o prefieren una ventana de comida más amplia.

Ajusta la frecuencia del ayuno. Dependiendo de tu estilo de vida, puedes ajustar la frecuencia del ayuno intermitente. Algunos protocolos son más estrictos, mientras que otros permiten mayor flexibilidad:

- **Ayuno diario:** realizar el ayuno intermitente todos los días, por ejemplo, con el protocolo 16/8 o 14/10.
- **Ayuno en días alternos:** ayunar cada dos días, por ejemplo, el protocolo 5:2 (comer normalmente cinco días a la semana y

reducir calorías en dos días).

- **Ayuno 1-2 veces por semana:** ayunar solo una o dos veces a la semana con ayunos de 24 horas (Eat-Stop-Eat), lo que puede ser más sostenible para algunas personas.

Ajusta la duración del ayuno. Si tu objetivo es perder peso, puedes experimentar con ayunos más largos o cortos, dependiendo de cómo te sientas:

- **Ayunos de 12 a 14 horas:** hay muchas personas que revierten la diabetes con esquemas de ayuno cortos pero su alimentación tiene que ser bien balanceada. Esta duración de ayuno te ayuda a mejorar la microbiota.
- **Ayunos de 12 a 20 horas:** estos esquemas son los populares y más efectivos para revertir la diabetes. Es muy recomendable si se desea mantener el peso actual o bien reducir unos cuantos kilogramos.
- **Ayuno de 24 horas:** realizar ayunos de 24 horas una o dos veces por semana puede ser una forma eficaz de acelerar la pérdida de peso, pero requiere adaptarse a periodos más largos sin comer.
- **Ayuno más largo:** si ya tienes experiencia, puedes probar ayunos más largos, de 36, 48 o 72 horas, pero estos deben ser supervisados por un profesional de la salud. Son los más efectivos para bajar de peso.

Escucha a tu cuerpo. Es importante ajustarte al ayuno según cómo se siente tu cuerpo:

- Si experimentas fatiga extrema, mareos, debilidad o irritabilidad, puede ser una señal de que el ayuno es demasiado largo o frecuente para ti. En este caso, reduce la duración del ayuno o la frecuencia de los periodos de ayuno.
- Si tienes hambre durante el ayuno, bebe más agua o considera incluir bebidas sin calorías como té o café negro, ya que esto puede ayudar a reducir el apetito.

Mantén una alimentación equilibrada durante la ventana de comida.

Para que el ayuno intermitente sea efectivo, es fundamental que, durante los periodos de comida, consumas una dieta equilibrada que incluya:

- Proteínas (para conservar músculo).
- Grasas saludables (como las de aguacate, frutos secos, aceite de oliva).
- Carbohidratos complejos (como verduras, granos enteros, legumbres).
- Fibra (para mantenerte saciado por más tiempo).

La calidad de los alimentos es clave para que el ayuno sea sostenible y no cause deficiencias nutricionales.

Ajusta según los objetivos personales:

- **Para pérdida de peso:** puedes aumentar la duración de los periodos de ayuno (por ejemplo, 18/6 o 20/4) y asegurarte de estar en un déficit calórico durante las ventanas de comida.
- **Para mejorar la salud metabólica**: el ayuno de 12/12, 14/10 o 16/8 puede ser suficiente. Asegúrate de incluir alimentos antiinflamatorios y ricos en antioxidantes.
- **Para mejorar el rendimiento físico:** si practicas ejercicio, ajusta tu ayuno de manera que no interfiera con tu rendimiento (por ejemplo, ayuna por la mañana y realiza el ejercicio durante la ventana de comida).

Sé flexible y realista. No te sientas obligado a seguir un protocolo rígido. Si un día no puedes mantener el ayuno, está bien. La flexibilidad es clave para la adherencia a largo plazo, es importante ajustarte según tu estilo de vida, tu trabajo, tus entrenamientos y otros factores personales.

4
Cortisol

Rosalba

Rosalba es una señora de 65 años que vive en Portugal. Refiere que desde hace seis meses ha tenido síntomas extraños y dificultad para regular sus niveles de glucosa. Le diagnosticaron prediabetes con unos valores de glucosa de 110-120 mg/dL en ayuno con una hemoglobina glucosilada de 6.0%. No toma medicamento para la glucosa. Ha iniciado su control de glucosa con cambios en la alimentación y ayunos intermitentes leves; sin embargo, sus glucosas se mantienen exactamente igual comiendo muchos o pocos carbohidratos. Menciona que ha bajado mucho de peso, llegando a pesar 44 kg, para una estatura de 1.50 metros. Intentó ayudarse con varios suplementos, pero refiere que su glucosa sigue igual, continúa bajando de peso y sus síntomas de cansancio y palpitaciones persisten.

Decide agendar una consulta para una mejor orientación de cómo mejorar la alimentación para revertir la prediabetes y eliminar la resistencia a la insulina. Durante su evaluación inicial, llama la atención que no tiene síntomas ni signos de resistencia a la insulina. Comenta que posterior al cambio de su alimentación la glucosa sigue exactamente igual. Al revisar su caso, comprobamos que efectivamente su dieta contiene pocos carbohidratos complejos, falta de fibra vegetal y variedad en su alimentación que le han ocasionado pérdida de masa muscular; sin embargo, sus síntomas no sin de diabetes ni prediabetes, y no hay indicios de que tenga esta condición metabólica.

No todo lo que sube el nivel de glucosa es la comida. No todos los niveles de glucosa alta son por resistencia a la insulina o la diabetes.

Al realizarse los estudios efectivamente, su nivel de insulina se encontraba en 7 µUI/mL. Al profundizar en otras áreas de su vida, comenta que ha tenido mucho estrés últimamente y problemas del sueño desde hace bastante tiempo. Se le recomienda realizarse un estudio de cortisol sérico matutino medido entre las 7 y 8 de la mañana. Cuando la señora envió su resultado, pudimos ver que esta era la causa de sus síntomas y glucosa alta. Se encontraba en 21 µg/dL. Un nivel que no sugiere enfermedad endocrinológica como tal, pero suficiente para elevar los niveles de glucosa.

Esta era la razón por la cual sus síntomas y niveles de glucosa se mantenían elevadas a pesar de cambiar la alimentación y realizar el ayuno intermitente. Era otra cosa el problema: su nivel de cortisol, la hormona del estrés exacerbado por problemas de sueño.

Se planteó un tratamiento distinto para mejorar los niveles de cortisol esperando que los niveles mejoraran y, como consecuencia, su glucosa vuelva a lo normal. La señora Rosalba no tenía prediabetes ni diabetes, tenía problemas del cortisol, un factor clave que el sistema médico actual no te va a revisar. Y si lo hace, te dará una interpretación incorrecta muy probablemente.

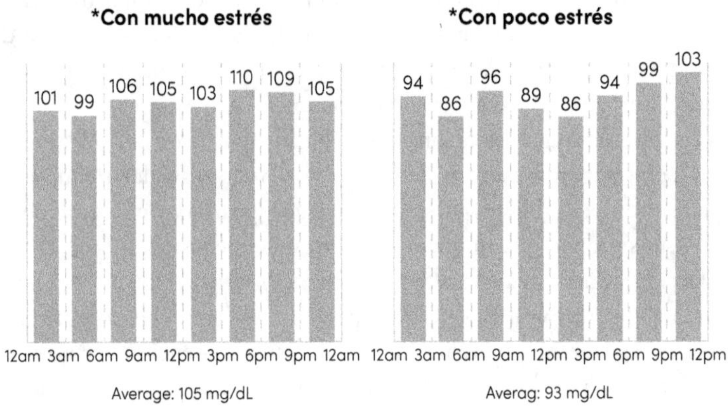

Ilustración de las medidas de glucosa a lo largo del dia con mucho estrés y poco estrés. *Mediciones del sensor Freestyle.*

NO ES DIABETES, ES EL CORTISOL

No todo lo que sube la glucosa es la diabetes o la comida. Existen diferentes mecanismos que utiliza el cuerpo para regular la glucosa. El metabolismo está constantemente equilibrando las acciones que suben y bajan glucosa, en tiempo real. Los niveles altos de glucosa pueden significar que hay un exceso de las variables que suben la glucosa y/o una deficiencia de las variables que bajan tu glucosa. En ocasiones el problema es doble.

Si la glucosa alta es resultado de una mala alimentación acompañado de resistencia a la insulina, entonces si se trata de una diabetes tipo 2. Pero si la glucosa no es por la alimentación y no hay datos de resistencia a la insulina, es muy posible que no sea una diabetes tipo 2. Hablar de las diabetes es contemplar el hecho de que existe un exceso de glucosa en el cuerpo (excepto la diabetes tipo 1, aquí lo que no hay es insulina). Cuando hablamos de otros problemas como el cortisol, en realidad no hay un exceso de glucosa en el cuerpo, sino que por diferentes razones el cuerpo produce demasiada glucosa. Es decir, hay un desequilibrio en las hormonas contrarreguladoras de la insulina.

- **Insulina:** baja la glucosa.
- **Hormonas contrarreguladoras (cortisol, adrenalina, glucagón, hormona del crecimiento):** suben la glucosa.

Así como la señora Rosalba que no vio mejoría en sus cifras de glucosa al cambiar la alimentación, existen millones de caso en el mundo no diagnosticados con este problema. El motivo por el cual la glucosa no mejora tras cambiar la alimentación o hacer el ayuno intermitente, excluyendo la posibilidad de que no estén haciendo las cosas bien, es porque esas intervenciones no van dirigidas a corregir las causas últimas del problema. Ayudan en otras vías por las cuales la glucosa se eleva, pero poco tiene que ver con el cortisol.

Tener la glucosa alta en ayuno es el resultado de múltiples variables: cantidad de glucosa en el cuerpo, niveles de estrés, valor de insulina en sangre, grado de resistencia a la insulina, calidad del sueño y producción matutina de cortisol. Esto es importante porque normalmente se toma en cuenta el valor de glucosa en ayuno como un criterio diagnóstico de la diabetes, pero no necesariamente. Un cortisol elevado incrementa tus niveles de glucosa suficientes para confundirse como una diabetes; notarás que no presentas los síntomas clásicos de una diabetes tipo 2 y los medicamentos tiene escaso efecto sobre tus niveles de glucosa.

Cerca del 30% de casos diagnosticados con diabetes tipo 2 tienen un mal diagnóstico. 10% de los que sí tienen diabetes, tienen otro subtipo de diabetes. Otro 10% no tienen diabetes, tienen glucosa alta por el cortisol. Y cerca de otro 10% no tienen problemas de glucosa en absoluto. Estos porcentajes te los comparto con toda honestidad, producto de mi trabajo y experiencia. Es totalmente válido cuestionar estas cifras y aliento a que lo hagas y lo compruebes por ti mismo.

Si una de cada diez personas con diabetes tipo 2, en realidad tiene problemas con el cortisol, significa que están llevando un tratamiento incorrecto y además cargan con una sentencia mental de que en el futuro tendrán complicaciones clásicas de una diabetes. Por eso es clave confirmar qué tipo de diabetes es, entender qué es el cortisol, por qué se eleva, por qué en algunos sube la glucosa y en otros no y qué estudios de laboratorio podemos realizar para medir esta proteína.

Teniendo un diagnóstico correcto tendrás un tratamiento correcto dirigido a equilibrar los factores que suben y bajan tu glucosa.

El cortisol es una hormona esteroidea producida por las glándulas suprarrenales en respuesta al estrés, y tiene varios efectos en el cuerpo, uno de los cuales es aumentar los niveles de glucosa en la sangre. Este proceso se da principalmente a través de dos mecanismos:

- **Estimulación de la gluconeogénesis**: el cortisol aumenta la producción de glucosa a partir de compuestos no glucídicos, como los aminoácidos, en el hígado. Este proceso se llama gluconeogénesis. De esta manera, el cuerpo genera más glucosa para asegurar que haya suficiente energía disponible en situaciones de estrés o cuando los niveles de glucosa son bajos.
- **Inhibición de la captación de glucosa en los tejidos periféricos:** el cortisol reduce la sensibilidad de las células a la insulina, lo que disminuye la captación de glucosa en músculos y tejidos adiposos. Esto permite que más glucosa permanezca en la sangre para ser utilizada por los órganos vitales, como el cerebro.

En ocasiones la hiperglucemia es secundaria a una producción excesiva, fuera de lo fisiológico, en contraposición de la diabetes tipo 2 en cual hay un exceso de glucosa en el cuerpo. Algunas veces esta producción aumentada de glucosa como respuesta al estrés es normal en un intento del organismo de sobrevivir ante alguna amenaza que atente contra su integridad, como las infecciones, cirugías, accidentes, dolor crónico, entre otros factores. Bajo estas circunstancias hipercatabólicas no amerita ninguna corrección puesto que el cuerpo mismo está buscando recuperar el equilibrio (homeostasis). El problema es cuando estas respuestas se generan ante amenazas de menor magnitud y de forma persistente. Estos efectos son parte de la respuesta del cuerpo al estrés, ya que el aumento de glucosa proporciona energía rápida para enfrentar situaciones de emergencia. Sin embargo, niveles elevados de cortisol de manera crónica, como ocurre en situaciones de estrés prolongado, pueden contribuir a problemas como la resistencia a la insulina, la diabetes tipo 2 y otros trastornos metabólicos.

¿QUÉ ES EL CORTISOL?

El cortisol es una hormona esteroidea que se produce principalmente en las glándulas suprarrenales, que están situadas encima de los riñones. Se le conoce comúnmente como la "hormona del estrés" porque sus niveles aumentan en situaciones de estrés, aunque también tiene muchas otras funciones importantes en el cuerpo. Algunas de sus principales funciones incluyen: regular el metabolismo de carbohidratos, grasas y proteínas, favoreciendo la liberación de glucosa para proporcionar energía rápida, especialmente en situaciones de estrés o emergencia. En momentos de estrés físico o emocional, el cortisol aumenta para ayudar al cuerpo a enfrentar la situación (por ejemplo, aumentando el nivel de azúcar en la sangre, elevando la presión arterial y modulando el sistema inmune). Esta hormona tiene propiedades antiinflamatorias, tan es así que hay medicamentos llamados esteroides que son análogos al cortisol para reducir la inflamación. Además, juega un rol protagónico en la regulación del ciclo circadiano.

Cuando el cuerpo produce demasiado cortisol de manera crónica (como en el caso de estrés prolongado o enfermedades como el síndrome de Cushing), pueden ocurrir efectos negativos, como aumento de peso, pérdida de musculo, glucosa alta, hipertensión, trastornos del sueño, debilidad muscular, alteraciones visuales, osteoporosis, entre otros.

El cortisol no es una hormona malvada, es esencial para la vida. Es la razón de nuestra supervivencia como especie y es el principal encargado de tener energía para realizar nuestras actividades cotidianas. Si está elevada es una consecuencia de nuestros pensamientos, emociones y conductas. No buscamos suprimir o abolir por completo la secreción de esta hormona. Sino regular su ciclo de producción fisiológico en cantidades, en tiempo y en situaciones en las que es saludable tener aumento de cortisol. Este es el estrés agudo. Aquel que experimentamos en situaciones inmediatas, como un examen, una entrevista de trabajo, un accidente, enfermedad aguda o un conflicto, suele durar poco tiempo y se resuelve una vez que la situación estresante pasa. Aunque puede generar incomodidad, no suele ser dañino a largo plazo si se maneja adecuadamente.

El estrés crónico, en cambio, es una forma prolongada y persistente de estrés que ocurre cuando las personas están expuestas a situaciones estresantes durante largos periodos de tiempo, sin encontrar una manera efectiva de afrontarlas o resolverlas.

A diferencia del estrés agudo, que es temporal y generalmente relacionado con situaciones específicas, el *estrés crónico* se mantiene a lo largo de semanas, meses o incluso años. Generalmente hablamos de más de tres meses sin poder afrontar o resolver ciertas situaciones, con algunas excepciones. Por ejemplo, el periodo de duelo por fallecimiento por algún ser querido puede durar hasta doce meses y este tipo de estrés puede elevar el cortisol por ese tiempo, según el caso. El estrés crónico realiza cambios a nivel cerebral modificando el *set point* de cortisol, es decir, el cerebro se reprograma para producir y funcionar con niveles de cortisol más altos de lo normal, aunque esta adaptación no esté exenta de complicaciones.

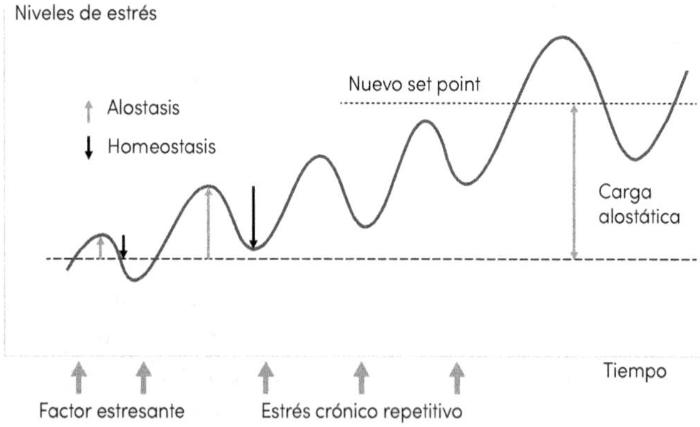

Ilustración que muestra cómo el estrés crónico configura un nuevo "Set Point" del cortisol en el hipotálamo

Secreción de cortisol

En condiciones normales, el cortisol sigue un patrón coordinado por el ritmo circadiano. Cada 24 horas ocurre una liberación mayor de cortisol en el transcurso de la mañana, entre 5:00 y 10:00 a.m., alcanzando su pico máximo entre 6:00 y 8:00 a.m., seguida de un descenso a lo largo del día llegando a sus niveles más bajos durante la noche.

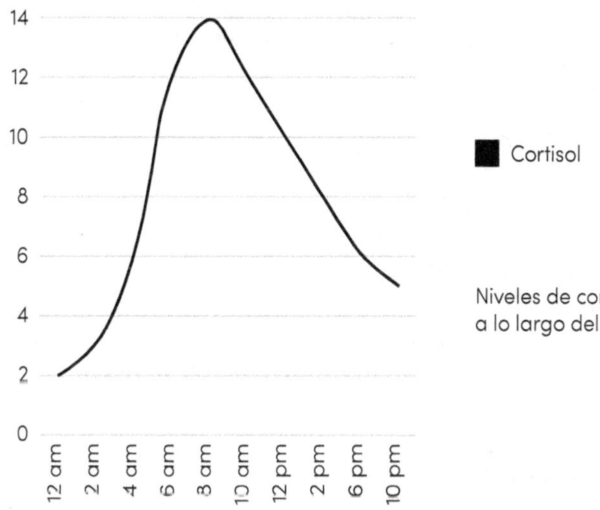

Niveles de cortisol a lo largo del día.

El cortisol se produce en unas glándulas arriba de los riñones, conocidas como glándulas suprarrenales, de las cuales tenemos dos, una en cada lado. Estas glándulas producen otras hormonas y proteínas como la aldosterona y ciertos andrógenos, de los cuales no hablaremos en este libro, ya que nos enfocamos en el metabolismo de la glucosa.

La producción de cortisol sigue un ciclo llamado eje hipotálamo-hipófisis-suprarrenal (eje HPA). Este ciclo está compuesto por varias etapas de señalización entre el cerebro y las glándulas suprarrenales.

1. **Estimulación por el cerebro (Hipotálamo).** El proceso comienza en el hipotálamo, una región del cerebro que regula muchas funciones corporales. Cuando el cerebro percibe estrés físico o emocional (o cualquier otra señal que el cuerpo interprete como amenaza o desafío), el hipotálamo secreta una hormona llamada hormona liberadora de corticotropina (CRH).
2. **Liberación de ACTH (Hormona Adrenocorticotrópica).** La CRH viaja a través de la sangre hasta la glándula pituitaria o hipófisis, que está ubicada en la base del cerebro. La CRH estimula la hipófisis para liberar una hormona llamada adrenocorticotrópica (ACTH).
3. **Estimulación de las glándulas suprarrenales.** La ACTH viaja por el torrente sanguíneo hasta las glándulas suprarrenales, situadas sobre los riñones. Al llegar a las suprarrenales, la ACTH estimula la corteza adrenal (la capa externa de las glándulas suprarrenales) para producir cortisol.
4. **Producción de cortisol en la corteza adrenal.** Las glándulas suprarrenales convierten el colesterol en cortisol, un proceso que ocurre dentro de la corteza adrenal, específicamente en la zona fasciculada. El cortisol es una hormona esteroidea, lo que significa que se deriva del colesterol y se libera a la sangre en forma de una señal química.
5. **Liberación del cortisol al torrente sanguíneo.** Una vez que se produce, el cortisol es liberado al torrente sanguíneo, desde donde tiene múltiples efectos en diversas partes del cuerpo, como los músculos, el cerebro, el sistema inmunológico y otros órganos.

Regulación del cortisol

El cuerpo regula la producción de cortisol a través de un sistema de retroalimentación llamado retroalimentación negativa. Este sistema asegura que los niveles de cortisol no sean demasiado altos ni demasiado bajos. Cuando los niveles de cortisol en la sangre alcanzan un cierto nivel, el cortisol mismo envía una señal al hipotálamo y a la hipófisis para disminuir la liberación de CRH y ACTH. Esto, a su vez, reduce la producción de cortisol en las glándulas suprarrenales. De esta manera, el cuerpo regula la cantidad de cortisol en circulación, evitando una producción excesiva o insuficiente.

La producción de cortisol también sigue un ritmo circadiano, lo que significa que los niveles de cortisol fluctúan a lo largo del día. Normalmente, los niveles de cortisol son más altos por la mañana, justo después de despertar, lo que ayuda al cuerpo a sentirse más alerta y preparado para el día. Luego, los niveles disminuyen gradualmente durante el día, alcanzando su punto más bajo por la noche.

Sin embargo, en personas con estrés crónico y/o alteraciones del ritmo circadiano, estos mecanismos que controlan el cortisol se pierden y el cerebro cambia su programación y aprende a funcionar con niveles no saludables de cortisol. A este se le conoce como cronodisrupción, un término que hace referencia a la alteración o desajuste de los ritmos biológicos del cuerpo, regulados por un reloj biológico interno conocido como el ritmo circadiano. Este ritmo circadiano tiene una duración aproximada de 24 horas, regula procesos fisiológicos como el sueño, la vigilia, la temperatura corporal, la liberación de hormonas y la actividad metabólica, entre otras funciones. Es bien conocido que las alteraciones del ciclo circadiano están fuertemente asociados al síndrome metabólico. Simplemente el hecho de no dormir bien o lo suficiente aumenta el riesgo drásticamente de tener resistencia a la insulina, entre otros problemas de salud. Esto tiene corrección, pero toma tiempo en restablecer la configuración inicial de estos sistemas.

¿QUÉ AUMENTA LOS NIVELES DE CORTISOL?

El cortisol puede aumentar debido a una variedad de factores estresantes, tanto físicos como emocionales.

Aquí por mencionar los más comunes:

- **Estrés emocional y psicológico**: la exposición continua a situaciones estresantes (como estrés laboral prolongado, problemas familiares o situaciones de vida difíciles) puede mantener elevados los niveles de cortisol a lo largo del tiempo. El estrés psicológico crónico asociado con la depresión o la tristeza profunda puede aumentar los niveles de cortisol. El estrés laboral y presión social son otras situaciones comunes.
- **Estrés físico o dolor crónico**: ejercicio intenso o extenuante sin periodos de descanso que permitan la recuperación. El dolor de estimular tu sistema nervioso simpático con la consecuente liberación de hormonas contrarreguladoras.
- **Falta de sueño o insomnio:** la privación de sueño puede elevar los niveles de cortisol.
- **Alimentación y hábitos extremos**: la falta de comida o dietas muy restrictivas, especialmente aquellas que realizan las personas en un intento de cuidar su glucosa (como el ayuno prolongado o una dieta baja en carbohidratos al extremo), pueden hacer que el cuerpo libere cortisol para mantener los niveles de glucosa estables.
- **Trabajo nocturno o rutinas con horarios irregulares**: las personas que trabajan en turnos rotativos o nocturnos pueden experimentar desajustes en sus niveles de cortisol debido a alteraciones en el ciclo circadiano.
- **Trastornos hormonales o enfermedades**. Síndrome de Cushing: una condición médica en la que las glándulas suprarrenales producen demasiado cortisol. Puede ser causada por tumores en las glándulas suprarrenales o en la glándula pituitaria.

Usualmente es una combinación de distintos factores estresantes sostenidos en el tiempo que culmina y la pérdida de los mecanismos regulatorios del cortisol. El estrés no es lo mismo que la ansiedad.

La ansiedad es una emoción que frecuentemente experimentan las personas con estrés crónico, pero no siempre. Suele suceder que las personas bajo estrés crónico normalicen ciertas emociones y que con el tiempo pareciera ser que dejen de percibirlas, pero están tan acostumbrados a vivir que niegan tener estrés. En otros casos, el estrés crónico se compensa con ciertas conductas no saludables lo cual evita la presentación intensa de las emociones, aunque este alivio solo sea temporal.

¿Estrés yo? No me siento estresado

El estrés es una respuesta natural del cuerpo ante situaciones percibidas como desafiantes, amenazantes o que requieren una adaptación o esfuerzo extra. Esta respuesta implica una serie de reacciones físicas, emocionales y psicológicas que preparan al cuerpo para afrontar o adaptarse a esas situaciones. Con el tiempo aprendemos a normalizar estas situaciones en nuestra vida y tenemos la ilusión de no sentir el estrés. Es un mecanismo de supervivencia que, en su forma adecuada y controlada, puede ser útil; sin embargo, cuando se vuelve crónico o excesivo, puede tener efectos negativos en la salud.

El estrés crónico también puede ser visto como una exigencia alta a nuestro cuerpo. Cuidar la alimentación al extremo, hacer demasiado ejercicio o exigirse resultados perfectos en distintas áreas de nuestra vida harán que nuestra mente y cuerpo terminen agotados, sin permitirnos un descanso y relajación adecuados para que el cortisol pueda volver a la normalidad.

Cuando percibimos una amenaza o un desafío, el cuerpo reacciona a través de una serie de cambios fisiológicos conocidos como respuesta de lucha o huida. Este proceso involucra varias áreas del cuerpo, en particular el sistema nervioso y las glándulas endocrinas.

1. **Liberación de hormonas**: las glándulas suprarrenales producen hormonas como el cortisol (conocido como la hormona del estrés) y la adrenalina. Estas hormonas preparan al cuerpo para una acción rápida.
2. **Efectos en el cuerpo:** aceleración del ritmo cardíaco, aumento de la presión arterial, dilatación de las pupilas, aumento de la temperatura, y liberación de glucosa.

El hecho de no sentirte estresado, incluso si estás pasando por situaciones que podrían causar estrés en otras personas, puede deberse a varias razones. El estrés es una respuesta fisiológica y psicológica a factores externos (estresores), y la forma en que cada persona experimenta o percibe el estrés depende de una serie de factores. Es posible que estés tan acostumbrado a un nivel constante de estrés (por ejemplo, si has tenido experiencias estresantes de manera continua en tu vida) que ya no lo percibes como tal. El cuerpo y la mente a veces se adaptan a las condiciones difíciles de tal forma que el estrés ya no se siente como una amenaza inminente. Esto es lo que se llama adaptación hedónica o habituación al estrés. En algunos casos, las personas pueden estar tan ocupadas o enfocadas en otras cosas que no perciben el estrés, o incluso lo minimizan, aunque podría estar presente; esto podría ser una forma de mecanismo de defensa, donde el cerebro bloquea las señales de estrés para evitar enfrentarse a emociones difíciles; también puede ser que no te des cuenta de los efectos más sutiles del estrés, como la fatiga mental o la ansiedad subyacente.

En algunos casos, la falta de estrés también puede ser un signo de desconexión emocional o desinterés por lo que sucede en tu vida. Si no te sientes involucrado emocionalmente en tus actividades o situaciones, podrías no experimentar las mismas respuestas fisiológicas al estrés. Esto no siempre es negativo, pero a veces puede ser una forma de apatía o desensibilización. El hecho de no sentir estrés no es necesariamente algo malo, siempre y cuando no estés ignorando problemas importantes o evitando enfrentar emociones difíciles; sin embargo, si alguna vez sientes que tu falta de estrés podría estar relacionada con una desconexión emocional o una incapacidad para identificar y gestionar adecuadamente las emociones, podría ser útil reflexionar más a fondo sobre tus sentimientos y, si es necesario, hablar con un profesional.

El estrés no siempre se manifiesta de manera inmediata, y aunque no lo sientas ahora, es importante prestar atención a cómo tu cuerpo y mente responden a largo plazo. Es bien importante conectar con nuestro cuerpo y volver a sentir esas emociones. Escuchar lo que nuestro cuerpo nos dice es clave para regular el cortisol. Pero por supuesto, tienes que saber cómo medirlo.

¿CÓMO SE MIDE EL CORTISOL?

El cortisol se mide a través de varias pruebas, dependiendo de lo que el médico esté buscando y el contexto clínico. Las principales formas de medir los niveles de cortisol en el cuerpo incluyen:

- **Análisis de sangre, cortisol sérico matutino:** es el método más común para medir los niveles de cortisol en un momento específico del día. El análisis de sangre se realiza generalmente por la mañana, cuando los niveles de cortisol son más altos, para evaluar su producción normal. Se recomienda medirlo entre siete y ocho de la mañana. Los valores pueden variar según el laboratorio, pero típicamente los niveles por la mañana son de 6-22 µg/dL y disminuyen por la tarde. Sin embargo, un nivel de cortisol superior a 13, aunque este dentro de rango, es suficiente para alterar los niveles de glucosa.
- **Prueba de cortisol en saliva**: esta prueba se utiliza para evaluar los niveles en diferentes momentos del día, y así evaluar el patrón circadiano de producción de cortisol. Las muestras de saliva pueden tomarse a varias horas del día (por ejemplo, a primera hora de la mañana, por la tarde y por la noche). Este método es menos invasivo que el análisis de sangre y se puede realizar en casa.
- **Prueba de cortisol urinario de 24 horas**: en este tipo de prueba, se recoge toda la orina de una persona durante 24 horas para medir la cantidad total de cortisol excretado en la orina. Este análisis puede ser útil para evaluar los niveles de cortisol en el cuerpo a lo largo del día y se utiliza en el diagnóstico de ciertas afecciones como el síndrome de Cushing o la insuficiencia suprarrenal.

Mi recomendación es medir el cortisol matutino como primera prueba. Si este nivel es mayor a 13 mg/dL, podría ser la razón de esos niveles de glucosa elevados. Si estos niveles superan los 20 µg/dL, en algunos casos, ante la duda, se recomienda realizar pruebas adicionales para confirmar si ese cortisol elevado es secundario a un estrés crónico o bien, si se trata de un problema glandular propiamente.

Otra forma muy interesante de medir el efecto del cortisol es observando la curva de glucosa por la madrugada y durante el transcurso de la mañana.

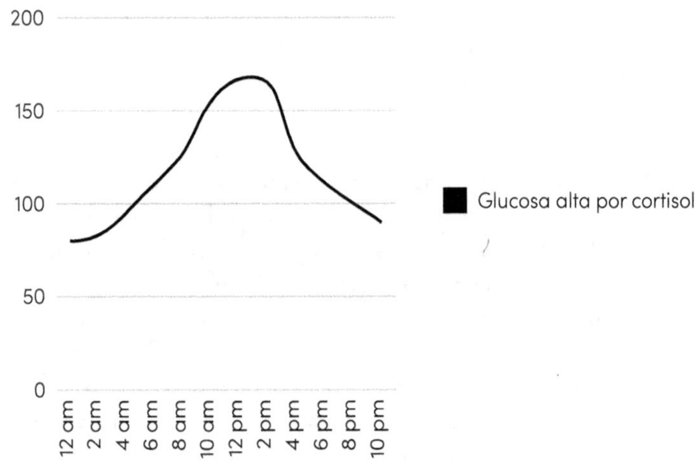

Observa cómo alrededor de las 5:00 a.m. la glucosa es normal, se mantiene por debajo de 100 mg/dL; sin embargo, sin comer, cerca de las 11:00 a.m. la glucosa llega hasta casi 160 mg/dL. Este fenómeno del alba exagerado es una las formas en las que el cortisol eleva la glucosa; no es una situación esporádica, sucede todos los días en personas con cortisol matutino elevado.

Habitualmente, este fenómeno se observa en el transcurso de la mañana coincidiendo con el pico máximo de cortisol siguiendo su ciclo circadiano. Pero en algunos casos, este pico sucede mucho antes, entre dos y tres de la mañana, sobre todo si además del estrés crónico, ha habido una cronodisrupción crónica que altera el ciclo circadiano del cortisol.

Recomendación: utilice un sensor de glucosa o bien, revise su glucosa con el glucómetro a las 6:00, 8:00 y 10:00 a.m. sin comer y observe si existe mucha variación de las cifras. Una variación normal de la glucosa sin comer es menor a 30 mg/dL, si la diferencia es mayor, pudiera sugerir problemas con el cortisol.

Otra forma, aunque difícil de medir, es que tu cuerpo esté muy vulnerable a tener picos de glucosa después de comer, influenciado por la hormona del estrés. En las personas con problemas de cortisol es más difícil reducir la variabilidad glucémica pre y postprandial, más no imposible. Mantener una alimentación balanceada y practicar el ayuno correcto son elementos clave que pudieran no ser suficientes para regular la glucosa si hay niveles de estrés altos de forma crónica. Aquí el tratamiento para mejorar la variabilidad glucémica es aplicando técnicas de manejo del estrés y regulando el ciclo circadiano.

¿QUÉ HACER CON EL CORTISOL ALTO?

Tener un cortisol fuera de rango, usualmente mayor a 20 μg/dL, es preocupante. Es en estas circunstancias donde resalta la utilidad de la prueba de supresión con dexametasona, la cual consiste en evaluar la función de las glándulas suprarrenales y la producción de cortisol en respuesta a medicamentos. Un cortisol mayor a 13 μg/dL pudiera ser suficiente para alterar los niveles de glucosa, de acuerdo con el contexto de cada persona.

Esta prueba debe ser indicada por un médico tratante en una persona que no está muy descontrolada de la glucosa porque puede traer consecuencias. Básicamente consiste en la administración (oral de preferencia) de 6 a 8 mg de dexametasona una noche antes del estudio, usualmente a las 10:00 p.m. Al día siguiente de esta dosis, es necesario acudir al laboratorio para medir el nivel de cortisol matutino para comparar con un estudio previo de cortisol. Si no se cuenta con estudios previos de cortisol no se puede interpretar correctamente esta prueba.

A. Si el cortisol disminuye mucho al día siguiente de la administración de dexametasona, lo más probable es que se trate de un cortisol elevado por estrés crónico.
B. Si el cortisol no disminuye al día siguiente de la administración de dexametasona, es muy posible que se trate de un problema glandular.

Esta información es de carácter informativo y se aconseja acudir con su médico de cabecera para ordenar el estudio, en caso de que lo requiera, así como evitar complicaciones por este medicamento y obtener una interpretación correcta de sus resultados. En algunas situaciones, es de vital importancia la opinión de algún endocrinólogo.

El estudio de la secreción circadiana del cortisol y su tratamiento van más allá de las intenciones de este libro, que es ayudarle a regular sus niveles altos de glucosa tratando los problemas metabólicos de fondo más frecuentes de la diabetes tipo 2.

¿CÓMO NORMALIZAR EL CORTISOL?

Regular los niveles del cortisol, la hormona del estrés, es clave para mantener un equilibrio entre cuerpo, mente y glucosa. El cortisol es esencial para muchas funciones, como la respuesta al estrés, el metabolismo, la regulación de la presión arterial, y la función inmune; sin embargo, cuando los niveles de cortisol están desequilibrados (ya sea elevados de forma crónica o bajos), puede tener efectos negativos en la salud, como ansiedad, insomnio, aumento de peso, fatiga, entre otros.

Aquí hay varias estrategias para regular los niveles de cortisol de manera natural y efectiva:

- **Gestionar el estrés:** el estrés crónico es una de las principales causas de niveles elevados de cortisol. Reducir el estrés es fundamental para controlar dichos niveles, algunas técnicas eficaces incluyen la meditación y las prácticas de atención plena (mindfulness), las cuales ayudan a reducir el estrés y los niveles de cortisol. Se ha demostrado que 10 a 20 minutos al día de meditación pueden ser suficientes. La respiración diafragmática, como la respiración abdominal o la respiración 4-7-8, puede ayudar a calmar el sistema nervioso y reducir la liberación de cortisol; también es útil revisar tu rutina diaria y observar cuánto tiempo te dedicas a ti, qué actividades de disfrute tienes durante el día e identificar cómo te sientes con lo que haces día con día.
- **Ejercicio regular:** el ejercicio moderado es una de las mejores formas de equilibrar los niveles de cortisol; sin embargo, el exceso de ejercicio intenso y prolongado puede aumentar el cortisol, por lo que es importante encontrar un balance adecuado.
- **Dormir bien:** el sueño de calidad es crucial para regular el cortisol; la falta de sueño o el sueño interrumpido pueden aumentar los niveles de cortisol. Para mejorar la calidad del sueño trata de establecer una rutina regular: dormir y despertar a la misma hora todos los días ayuda a regular el ritmo circadiano, reducir la exposición a pantallas (teléfonos, computadoras, televisión), antes de acostarse, ayudará mucho, ya que la luz azul inhibe la producción de melatonina, la hormona del sueño. Evitar la cafeína y comidas pesadas antes de dormir y, procurar un ambiente relajante para dormir, como mantener la habitación oscura, fresca y tranquila.

- **Suplementos y hierbas adaptógenas:** algunas hierbas y suplementos tienen propiedades adaptógenas que pueden ayudar a regular los niveles de cortisol y mejorar la respuesta al estrés. La Ashwagandha, una hierba adaptógena muy conocida por su capacidad para reducir el cortisol y mejorar la respuesta al estrés; la Rhodiola es otra hierba adaptógena que puede reducir el cansancio y el estrés, regulando el equilibrio hormonal. El GABA es una sustancia que produce el cuerpo de manera natural que existe en forma de suplemento y ayuda a regular el sistema nervioso.
- **Mantener conexiones sociales:** el apoyo social y las relaciones positivas pueden reducir los niveles de cortisol, pasar tiempo con amigos, familiares o seres queridos, y participar en actividades sociales o comunitarias son excelentes formas de reducir el estrés y mantener un bienestar emocional.
- **Practicar la gratitud.** Se ha demostrado que la práctica de la gratitud reduce el estrés y ayuda a equilibrar las hormonas del cuerpo, incluido el cortisol. Tomarse unos minutos cada día para reflexionar sobre lo que se agradece puede ayudar a reducir los niveles de estrés.
- **Evitar el alcohol en exceso:** el consumo excesivo de alcohol puede aumentar la producción de cortisol.
- **Conecta con la naturaleza:** conectar con la naturaleza no solo es una forma de disfrutar del mundo exterior, sino también una manera profunda de encontrar paz interior, reducir el estrés y mejorar tu bienestar emocional y físico. Integra en lo posible a tu entorno plantas decorativas naturales, si tienes el espacio puedes comenzar a cultivar tu propio huerto. Utiliza aromas como los aceites esenciales e intenta tener descansos desconectándote totalmente de la tecnología de vez en cuando.

Si estás experimentando niveles crónicamente elevados de cortisol o síntomas relacionados, como ansiedad, insomnio, fatiga, o aumento de peso, es importante considerar consultar con un profesional de la salud para recibir un diagnóstico adecuado y tratamiento, si es necesario.

Regular el cortisol puede tardar entre tres a doce meses, aproximadamente. Se trata de reestablecer el set point cerebral del cortisol mediante la implementación de los cambios mencionados sostenidos en tiempo y de manera constante, siempre buscando hacernos sentir bien durante el día.

Cuando esta situación vaya mejorando, notarás un bienestar usualmente referido como una sensación de ligereza o paz interior. Al llegar a este punto, el cortisol comienza a disminuir y con ello, sus complicaciones asociadas como el nivel elevado de glucosa.

El cortisol es recomendable medirlo, en algunos casos cada tres meses para llevar un monitoreo de qué tan efectivas están siendo esos cambios de hábitos o bien cada seis meses, cuando menos. La meta es tener un cortisol sérico matutino entre 6 y 12 µg/dL.

VITAMINA D Y CORTISOL

Parte de las recomendaciones para regular el cortisol es evitar la deficiencia de vitamina D y, en caso de presentarla, corregir esta situación. La relación entre la vitamina D y el cortisol es un área de creciente interés en la investigación científica, ya que ambas sustancias tienen efectos importantes sobre la salud y el bienestar del cuerpo. La relación entre estas dos hormonas es bidireccional, tanto los niveles altos de cortisol afectan la concentración de vitamina D, como los niveles alterados de vitamina D elevan el cortisol. Es el típico ejemplo de qué es primero, el huevo o la gallina, aunque en este caso, cualquiera puede ser la respuesta correcta.

El cortisol, cuando está elevado de manera crónica debido al estrés o a ciertas condiciones médicas (como la enfermedad de Cushing), puede inhibir la conversión de la vitamina D a su forma activa (calcitriol) en el riñón. Esto puede llevar a una disminución en los niveles de vitamina D activa en el cuerpo, afectando su capacidad para regular el calcio y otros procesos metabólicos.

En cuanto a la vitamina D, algunos estudios sugieren que niveles adecuados de vitamina D podrían ayudar a regular los niveles de cortisol y reducir la inflamación. Se ha sugerido que la vitamina D tiene un papel modulador sobre el eje que regula los niveles de cortisol, ayudando a mantener niveles normales y evitando que se disparen en situaciones de estrés crónico. Además, la vitamina D tiene efectos antiinflamatorios. Dado que el cortisol también tiene propiedades antiinflamatorias, ambas pueden trabajar en conjunto para reducir la inflamación en el cuerpo; sin embargo, cuando hay una deficiencia de vitamina D, la capacidad del cuerpo para lidiar con la inflamación puede verse comprometida, lo que puede llevar a un aumento en la producción de cortisol.

Algunos estudios sugieren que la suplementación con vitamina D en personas con deficiencia puede ayudar a modular la respuesta al estrés, posiblemente reduciendo la liberación excesiva de cortisol. Por ejemplo, se ha observado que los niveles bajos de vitamina D pueden estar vinculados a una mayor reactividad al estrés, lo que a su vez podría estar relacionado con un aumento en la producción de cortisol.

Recomendación: mide tu nivel de vitamina D mediante la determinación de Hidroxivitamina D-25 en una muestra de sangre. Si este es menor a 30 µg, es recomendable aumentar los niveles mediante suplementos. Consulte con su médico si existe otra alternativa y que no tenga contraindicación para tomar este tipo de suplementos.

Ciclo circadiano

El ciclo circadiano es un ritmo biológico de aproximadamente 24 horas que regula una serie de procesos fisiológicos en los seres vivos, incluyendo los seres humanos. El término "circadiano" proviene de las palabras latinas *circa*: alrededor de, y *diem*: día, lo que significa que estos ritmos se repiten aproximadamente cada 24 horas.

Este ciclo es fundamental para regular varias funciones del cuerpo, como el sueño, la vigilia, la liberación de hormonas, la temperatura corporal y otros procesos metabólicos. Se encuentra controlado principalmente por un área del cerebro llamada núcleo supraquiasmático, ubicado en el hipotálamo.

Dentro de sus principales funciones están la regulación del sueño y la vigilia, esto implica que ajusta cuando tenemos sueño y cuando estamos alerta, basado en la interacción con la luz ambiental, que influye en la producción de la hormona melatonina. La melatonina es una hormona que promueve el sueño y cuya liberación aumenta por la noche, lo que facilita el descanso.

De igual forma, el ciclo circadiano regula la liberación de diversas hormonas, por ejemplo, el cortisol se libera en mayor cantidad por la mañana para ayudarnos a despertar y enfrentar el día, y disminuye a lo largo de la tarde y la noche. Lo mismo ocurre con la insulina, cuya eficiencia puede variar según la hora del día.

Resulta interesante cómo algunas personas solamente tienen que ajustar sus horarios de comer para bajar los niveles de glucosa, esto se explica porque si comes a una hora en la que el cuerpo libera insulina con poca eficiencia, es más probable que ocurra un pico de glucosa, pero si la ingesta de carbohidratos coincide con el momento del día en que la insulina es más efectiva, existe menos riesgo de elevar los niveles de glucosa. Es decir, ajustar los horarios de las actividades para que estén en sincronía con el sistema hormonal es clave para la salud.

Actualmente, es complicado conocer el ritmo biológico hormonal, aunque existen algunas pruebas, la evidencia es escasa todavía como para recomendar algo basado en estas pruebas. Lo mejor que se puede hacer es tener horarios regulares dentro de lo posible y rutinas saludables, de esta forma el sistema hormonal se adapta a la constancia en las actividades.

Consejos para mantener un ciclo circadiano saludable:

- **Mantén un horario regular de sueño**. Intenta dormir y despertar a la misma hora todos los días, incluso los fines de semana, para ayudar a tu cuerpo a sincronizar su reloj biológico. Quizá te cuesta trabajo al principio porque estás acostumbrado a no tener horarios, pero con el tiempo, el cuerpo aprende estas rutinas.
- **Sé constante con tus horarios, en lo posible**. Trata de respetar tus horarios de comer, trabajar, de hacer ejercicio, de ocio. La mayor parte del tiempo no tienes que ser perfecto y medir tus tiempos con precisión, pero si debe haber cierta organización en tu día a día, sin exigirte demasiado.
- **Exposición a la luz natural**. Trata de exponerte a luz natural durante el día, especialmente en las primeras horas de la mañana. La luz solar es un potente sincronizador del ritmo circadiano, 15 a 20 minutos al día es suficiente.
- **Evita comidas copiosas antes de acostarte**. Comer muy tarde puede alterar la calidad del sueño y el ritmo circadiano.
- **Crea una rutina de relajación nocturna o mejorar la higiene del sueño**. Desarrolla una rutina de relajación antes de acostarte, como leer un libro, usar aceites esenciales, meditar o practicar respiración profunda. Esto ayuda a indicarle a tu cuerpo que es hora de relajarse y prepararse para el sueño.
- **Evita actividades que puedan elevar tus niveles de estrés** o te hagan sentir más alerta, como revisar correos electrónicos o hacer trabajos por la noche.
- **Implementa técnicas de manejo del estrés y ansiedad**. La mayoría de los problemas del sueño son derivados de trastornos emocionales no atendidos.
- **No tomes café después de las 5:00 p.m.** Aunque muchas personas dicen que no les quita el sueño (como a mí me sucede), esta

práctica disminuye la calidad del sueño y no permite un adecuado balance hormonal.

- **Considera el uso de suplementos** como GABA complex, Ashwagandha o Melatonina, de ser necesario, por un tiempo.

¿QUÉ HACER SI EL CORTISOL ES MUY BAJO?

Tener un cortisol matutino por debajo de 6 µg/dL no es normal. Puede haber varias razones de esto, pero lo más frecuente es:

A. Error de laboratorio o cortisol mal medido.
B. Ingesta advertida o inadvertida de medicamentos, vitaminas o suplementos que contienen esteroides.
C. Insuficiencia adrenal.
D. Otro problema endocrinológico.
E. En caso de un resultado muy bajo, se recomienda repetir la prueba para corroborar y si el resultado es similar, acudir a consulta médica a la brevedad posible sería el siguiente paso para confirmar por qué tiene estos valores disminuidos de cortisol.

5
Incretinas y microbiota intestinal

ALEJANDRO

Alejandro es un señor de 58 años que vive en la ciudad de Tijuana. Le diagnosticaron diabetes tipo 2 hace 10 años con glucosas de 250 a 300 mg/dL y no ha aceptado tomar medicamentos; sin embargo, desde hace unos meses, comienza a sentirse muy cansado, además de perder mucho músculo, problemas de insomnio crónico y sensación de entumecimientos en ambos pies. Reacio a tomar medicamentos o utilizar insulina como todos los doctores le recomiendan, decide intentar una dieta cetogénica para bajar su glucosa. Comienza recortando mucho los carbohidratos simples y complejos, con lo cual logra bajar sus glucosas a 180-200 mg/dL sin medicamentos o insulina. No obstante, en este proceso sigue perdiendo peso y masa muscular. Comenzando con un peso inicial de 105 kg, seis meses después baja hasta 76 kg para una estatura de 1.79 metros. A pesar de sus esfuerzos en mantener su régimen alimenticio, sigue sintiéndose cansado, con mucha neuropatía y su glucosa sigue elevada. Decide realizarse estudios completos y pedir otra opinión de su caso para encontrar la respuesta de por qué no mejora su situación.

Cuando el señor Alejandro acude a consulta, se pudo observar la evidente flacidez de sus piernas y brazos, con una sarcopenia avanzada, exceso de piel colgante y signos francos de desnutrición. En sus análisis se observa que pudo eliminar la resistencia a la insulina; sin embargo, con un cortisol muy elevado y un péptido C disminuido. Al interrogarlo es evidente que no está balanceando bien su alimentación y además no está incluyendo casi nada de carbohidratos complejos. Por lo que inicia balanceando sus macronutrientes al incluir porciones muy pequeñas de carbohidratos por el temor a tener picos de glucosa; disminuye la duración de sus ayunos a 13-14 horas y toma suplementos para mejorar su estado de desnutrición. Al cabo de tres meses lograr bajar sus glucosas a 140 mg/dL, recuperando cierta masa muscular y atendiendo el cansancio. Sin embargo, refiere que el insomnio crónico es lo que más le afecta y que lleva meses sin poder dormir bien. Ante el impacto importante de esta falta de sueño, se le recomienda mejorar su rutina de sueño, probar con algunos adaptógenos y utilizar, por solo unas semanas, medicamentos tranquilizantes para dormir, recomendación que acepta debido a la angustia extrema por no dormir.

Seis meses después, se observa muy animado, repuesto y mejorado, pero sus glucosas sostenidas en 140 mg/dL y con el problema de insomnio no resuelto, puesto que al suspender el medicamento (clonazepam), el insomnio es intratable. Después de varias intervenciones y con un péptido C bajo, comenta que ciertamente ha tenido problemas digestivos desde hace años, pero se lo atribuía al no dormir bien. Habiendo agotado otras posibilidades y sin lograr resolver sus problemas, decidimos realizar una prueba de microbiota intestinal buscando respuestas. Para nuestra sorpresa el resultado mostró una disbiosis muy importante con la presencia de parásitos, bacterias (entre ellas *Helicobacter pylori*) y permeabilidad intestinal.

Después de cuatro meses de haber iniciado su tratamiento, eliminando los parásitos y las bacterias en su microbiota, repuso las bacterias saludables y reparó su pared intestinal. Además de que sus problemas digestivos se resolvieron, sus niveles de glucosa descendieron a 90-100 mg/dL sin medicamentos, pudo dormir bien sin tomar clonazepam y su péptido C subió de 0.56 a 1.1. El señor Alejandro revirtió la diabetes, su problema de sueño y mejoró la función pancreática al mejorar su microbiota intestinal cuando parecía que no había solución a su problema. Las incretinas comenzaron a hacer su labor.

*Sin diabetes

Bacterias saludables	Patógenas
Bacteroides +++	-
Bifidobacterium +	-
Lactobacillos +++	-
Enterococcus +	-
Cándida parapsilosis +	-

*Con diabetes

Bacterias saludables	Patógenas
Bacteroides +	Enterobacter cloacae ++
Bifidobacterium -	Rothia mucilaginosa +
Lactobacillos +	Streptococcus pneumonaie +
Enterococcus +++	Klebsiella pneumonaie +++
Cándida parapsilosis -	Endolimax nana ++

Bacterias que curan la diabetes

Desde que nacemos, dependemos de la microbiota para sobrevivir. Un recién nacido no tiene una microbiota establecida y, por lo tanto, no tiene forma de producir vitamina K. Una de las funciones más importantes de la vitamina K es la de participar en la síntesis de factores de coagulación para evitar que tengamos hemorragias importantes. Dentro de todos los cuidados que se otorgan a un recién nacido, la aplicación de vitamina K intramuscular como medida profiláctica para evitar hemorragias, resalta un mecanismo muy importante para nuestra salud que depende de la existencia de bacterias saludables en el sistema digestivo. De adultos no necesitamos inyectarnos vitamina K (excepto en algunas condiciones de salud) porque nuestras bacterias ya establecidas en la microbiota la producen.

La *microbiota intestinal* es el conjunto de microorganismos (principalmente bacterias, pero también virus, hongos y otros microbios) que habitan en el tracto gastrointestinal humano, particularmente en el intestino. Este ecosistema microbiano desempeña un papel crucial en la salud, ya que influye en una variedad de funciones biológicas, entre las que destacan:

- **Digestión y absorción de nutrientes**: ayudan a descomponer ciertos alimentos que no pueden ser digeridos por las enzimas humanas, como algunas fibras y carbohidratos complejos, y a liberar nutrientes esenciales.
- **Producción de vitaminas:** algunas bacterias intestinales producen vitaminas del complejo B (como la biotina y el ácido fólico) y vitamina K, que son importantes para diversas funciones metabólicas y la coagulación sanguínea.
- **Defensa inmunitaria**: la microbiota intestinal tiene un papel clave en la regulación del sistema inmune. Ayuda a proteger el cuerpo de infecciones al competir con patógenos por espacio y recursos, y también modula la respuesta inmune, ayudando a prevenir enfermedades autoinmunes e inflamatorias.
- **Metabolismo de fármacos y toxinas**: los microbios intestinales pueden modificar la forma en que los fármacos son metabolizados en el cuerpo, lo que afecta su eficacia y los posibles efectos secundarios.
- **Comunicación con el cerebro**: existe una vía bidireccional conocida como eje microbiota-intestino-cerebro, por la cual

> la microbiota intestinal puede influir en el estado de ánimo, el comportamiento e incluso en trastornos neuropsiquiátricos como la depresión y la ansiedad, a través de la producción de neurotransmisores y la modulación de la inflamación.

La microbiota intestinal varía de una persona a otra y está influenciada por factores como la dieta, el uso de antibióticos, el entorno y las condiciones de vida. Por lo tanto, mantener una microbiota saludable es esencial para el bienestar general.

El equilibrio y la diversidad de la microbiota intestinal son fundamentales para una buena salud. Un desequilibrio denominado disbiosis se ha relacionado con diversas afecciones, como enfermedades metabólicas (obesidad, diabetes tipo 2), enfermedades inflamatorias intestinales (como la enfermedad de Crohn o la colitis ulcerosa), trastornos neurológicos y hasta trastornos autoinmunes. Aunque no necesariamente una persona con problemas de microbiota tiene síntomas digestivos. La ausencia de síntomas digestivos no es indicador de una microbiota saludable, y viceversa, la presencia de síntomas digestivos no es un dato fidedigno de una disbiosis.

La *disbiosis* es un término que se refiere a un desequilibrio o alteración en la composición y diversidad de la microbiota intestinal, es decir, cuando los microorganismos que habitan el intestino dejan de estar en equilibrio. En una microbiota sana, los diferentes tipos de microorganismos (principalmente bacterias, pero también hongos, virus y otros microbios) coexisten de manera armoniosa, contribuyendo a la salud del huésped. En cambio, en una disbiosis, algunos de estos microorganismos se encuentran en exceso o en defecto, o bien, se presentan especies patógenas que afectan la función normal del intestino.

La disbiosis puede ser falta de bacterias buenas, o bien la presencia de bacterias que no deberían de estar ahí. Frecuentemente ambas situaciones se presentan al mismo tiempo, pero no siempre. Existen recomendaciones generales que ayudan a mejorar la microbiota, observando cambios positivos en tu bienestar principalmente y, por supuesto, mejoría en tus parámetros de laboratorio sobre todo los relacionados con la inflamación crónica e indicadores de resistencia a la insulina. Es un área en la cual se debe considerar realizar un estudio completo para recibir un tratamiento dirigido al tipo de disbiosis que se presenta cuando las otras recomendaciones no han dado resultados favorables.

Seguramente has escuchado que la diabetes es multifactorial, totalmente de acuerdo. Desarrollemos un poco más esta idea para mostrarte la relevancia de la microbiota. Así mismo, has escuchado que la diabetes tipo 2 es igual para todas las personas. Esto último es totalmente falso.

Sí, la microbiota intestinal influye en el control de la glucosa en sangre, aunque no de manera directa o simple. La relación entre la microbiota y los niveles de glucosa es un campo de investigación activo, pero ya se ha descubierto que la composición y el equilibrio de la microbiota pueden tener un impacto significativo en la resistencia a la insulina y la regulación de la glucosa.

Cuando hablamos de diabetes tipo 2, la realidad es que cada uno tiene su subtipo de diabetes tipo 2; cada uno tiene una combinación de factores distinta que generan niveles altos de glucosa e insulina.

Como vimos en la parte uno de este libro, hay muchos mecanismos que suben y bajan la glucosa y no todos presentan la misma combinación con la misma magnitud. Habrá personas cuyo principal desarreglo metabólico sean los picos de glucosa por la comida y niveles de estrés altos, en otros será un problema de la microbiota.

Existen algunas publicaciones que demuestran lo enigmático y determinante que puede ser la microbiota. Lo cierto es que es sumamente raro encontrar a una persona con diagnóstico de diabetes tipo 2 que tenga una microbiota saludable, te lo digo por experiencia. Hasta la fecha no he visto a ningún paciente con glucosas altas en rangos de diabetes cuya microbiota no tenga ningún tipo de disbiosis. Por otro lado, al prescribir un tratamiento encaminado a mejorar la flora intestinal, se observa una mejoría metabólica que no sería posible lograr mediante otros métodos. Algunos casos de diabetes tipo 2 son originados en la microbiota.

Microbiota y diabetes

La relación entre la microbiota intestinal y la diabetes ha sido objeto de intensas investigaciones en los últimos años. La microbiota intestinal se refiere a la comunidad de microorganismos (bacterias, virus, hongos, entre otros) que viven en nuestro intestino y juegan un papel crucial en la salud metabólica, inmunológica y digestiva. En el contexto de la diabetes, particularmente la diabetes tipo 2, se ha demostrado que las alteraciones en la composición del microbiota intestinal pueden influir en el desarrollo y la progresión de la enfermedad.

La microbiota intestinal tiene un impacto significativo en la regulación de la glucosa y en la inflamación del cuerpo. Los estudios han encontrado que las personas con diabetes tipo 2 tienden a tener un microbiota intestinal desequilibrado, caracterizado por un aumento de bacterias patógenas y una disminución de bacterias beneficiosas.

Algunos de los mecanismos implicados son:

- **Inflamación crónica de bajo grado**: el desequilibrio de la microbiota puede generar una inflamación crónica de bajo grado que se asocia con la resistencia a la insulina, un factor clave en la diabetes tipo 2. Algunas bacterias intestinales producen productos metabólicos como lipopolisacáridos (LPS), que pueden activar la inflamación sistémica.
- **Resistencia a la insulina**: una microbiota alterada puede influir en la resistencia a la insulina a través de varios mecanismos, incluyendo alterar la señalización de las células beta en el páncreas, responsables de la producción de insulina.
- **Regulación de la síntesis de ácidos grasos de cadena corta**: las bacterias intestinales producen sustancias como el butirato, acetato y propionato, que tienen efectos antiinflamatorios y pueden mejorar la sensibilidad a la insulina. Las alteraciones en la producción de estos ácidos grasos de cadena corta están asociadas con un mayor riesgo de diabetes.

Aunque la mayoría de los estudios se han centrado en la diabetes tipo 2, también se ha investigado la relación del microbiota con la diabetes tipo 1 (una enfermedad autoinmune en la que el sistema inmune destruye las células beta productoras de insulina). Aunque la investigación es más limitada, algunos estudios sugieren que la microbiota intestinal podría influir en el inicio de la diabetes tipo 1, al modificar el entorno inmunológico del cuerpo. Se ha propuesto que ciertos desequilibrios podrían influir en la predisposición genética a la enfermedad autoinmune.

El estilo de vida moderno, la dieta, el uso de antibióticos y otros factores pueden alterar la composición de la microbiota intestinal y, por ende, contribuir al desarrollo de la diabetes. Un desequilibrio en la microbiota, conocido como disbiosis, puede estar relacionado con la resistencia a la insulina y el desarrollo de enfermedades metabólicas, como la diabetes tipo 2. Factores como una dieta pobre en fibra, el uso excesivo de antibióticos, el estrés crónico y la falta de ejercicio pueden alterar la microbiota intestinal, lo que a su vez podría contribuir a la desregulación de los niveles de glucosa.

- **Dieta:** una dieta rica en azúcares refinados, grasas saturadas y pobre en fibra está asociada con un microbiota desequilibrado, lo que puede aumentar la inflamación y la resistencia a la insulina. Por otro lado, una dieta rica en fibra y probióticos puede mejorar la diversidad microbiana y la producción de ácidos y grasas de cadena corta, promoviendo una mejor regulación de la glucosa.
- **Falta de ayuno:** no tener periodos de ayuno saludables es perpetuar la inflamación crónica a nivel intestinal sin descansos que permitan la reepitelización fisiológica de la pared intestinal.
- **Exceso de medicamentos y de antibióticos:** el uso excesivo de medicamentos (polifarmacia) o antibióticos puede alterar el equilibrio de las bacterias intestinales, reduciendo la diversidad microbiana y favoreciendo el crecimiento de bacterias patógenas. Esto puede contribuir a la disbiosis intestinal y a la aparición de enfermedades metabólicas como la diabetes.
- **Estrés:** el estrés crónico también puede afectar la microbiota intestinal, promoviendo el crecimiento de bacterias que favorecen la inflamación y la resistencia a la insulina.

Como puedes ver, la microbiota es influenciada por una combinación de factores genéticos, ambientales, dietéticos, medicamentosos y conductuales. Mantener un equilibrio saludable en la microbiota es esencial para la salud metabólica, inmunológica y general. Alteraciones en este equilibrio (disbiosis), pueden estar asociadas con diversas enfermedades, incluidas la obesidad, la diabetes tipo 2, las enfermedades cardiovasculares y otras afecciones crónicas. Por lo tanto, cambios en la dieta, el estilo de vida y el manejo de factores estresantes pueden ser herramientas útiles para mantener una microbiota saludable y revertir la diabetes.

Una microbiota saludable también es clave para mantener la integridad de la barrera intestinal. El intestino actúa como una barrera protectora para evitar que patógenos y toxinas entren en el torrente sanguíneo. Cuando la barrera intestinal se ve comprometida, las toxinas pueden entrar en la circulación y desencadenar una respuesta inflamatoria que puede afectar la regulación de la glucosa. Mantener la barrera intestinal intacta mejora la salud general y reduce la inflamación, lo que indirectamente puede mejorar la sensibilidad a la insulina y controlar los niveles de glucosa.

La microbiota intestinal puede afectar la velocidad a la que los carbohidratos son digeridos y absorbidos en el intestino. Algunas bacterias descomponen los carbohidratos de forma que liberan glucosa más lentamente, lo que previene picos rápidos en los niveles de azúcar en sangre después de las comidas. Esto es particularmente importante para evitar picos de glucosa postprandiales (después de comer), que pueden contribuir al riesgo de diabetes tipo 2 si no se controlan.

Si usted tiene una microbiota no saludable o lo sospecha, no se preocupe, la buena noticia es que esto puede cambiar. La microbiota intestinal es altamente influenciada por el estilo de vida y la dieta. A través de cambios en la alimentación, el ejercicio, el manejo del estrés y otros hábitos saludables, es posible mejorar la composición y la diversidad de la microbiota. Este enfoque no solo favorece la salud intestinal, sino que también tiene beneficios para el sistema inmunológico, el metabolismo y la prevención de enfermedades crónicas como la diabetes, la obesidad y las enfermedades cardiovasculares.

Al adoptar una dieta rica en fibra y prebióticos, consumir alimentos fermentados, evitar el uso excesivo de medicamentos, hacer el ayuno adecuado conforme a su metabolismo y gestionar el estrés, se puede promover un microbiota saludable que favorezca el bienestar general.

El sistema digestivo compuesto no solo digiere la comida, como previamente se creía, también produce hormonas y neurotransmisores. ¿Sabías que el principal productor de serotonina, una sustancia química necesaria para el adecuado funcionamiento de las neuronas es el intestino? ¿Y sabías que el mecanismo más importante para regular la glucosa después de comer, son las incretinas que producen el estómago y el intestino delgado? Así es, son unas hormonas que evitan que tu glucosa suba demasiado después de comer. Estas proteínas hacen más lento el estómago para que la comida se absorba más despacio y la glucosa entre lentamente a la sangre evitando una subida repentina, estimulan la liberación de insulina del páncreas al percibir los alimentos en el estómago y bloquean la producción de glucosa del hígado. A este conjunto de mecanismos se le llama el efecto incretina.

La microbiota influye en la producción de varias hormonas relacionadas con el metabolismo, llamadas incretinas, unas hormonas intestinales con efectos cruciales en la regulación de la glucosa. Si queremos revertir la diabetes y normalizar la glucosa, tenemos que utilizar las incretinas a nuestro favor.

El poder del efecto incretina

Cuenta la historia que, una vez, un par de científicos probaban cómo manejaba el cuerpo la glucosa. Durante la investigación sobre el metabolismo de la glucosa, los científicos notaron algo curioso: la liberación de insulina era significativamente mayor cuando los sujetos ingerían alimentos por vía oral que cuando se les administraba glucosa intravenosa en la misma cantidad.

Este fenómeno fue observado por primera vez en 1950, por el Dr. Jean-Pierre M. y sus colaboradores en Francia, aunque no estaba claro el mecanismo detrás de esta diferencia. Se sabía que el páncreas liberaba insulina en respuesta a la glucosa, pero no se entendía por qué la respuesta era más potente con la ingesta oral. Analizando los resultados de sus experimentos observaron un dato más perturbador. El nivel de insulina aumentaba antes de que la glucosa subiera en sangre tras la administración de glucosa por vía oral. Esto demostraba que había algo en el sistema digestivo que, de alguna forma, provocara la liberación de insulina para metabolizar la glucosa, una vez esta entrara al torrente sanguíneo. Era como si el cuerpo se anticipara a la entrada de glucosa a la sangre. A esto le llamaron el efecto incretina.

Las incretinas son un grupo de hormonas gastrointestinales que desempeñan un papel crucial en la regulación de la glucosa en sangre. Su función principal es aumentar la secreción de insulina de manera dependiente de la glucosa, es decir, cuando los niveles de glucosa en sangre aumentan, las incretinas estimulan la liberación de insulina desde el páncreas para ayudar a reducir esos niveles. Este proceso es esencial para la homeostasis glucémica, especialmente después de las comidas.

Las dos incretinas más conocidas son el péptido similar al glucagón tipo 1 (GLP-1) y el péptido insulinotrópico dependiente de glucosa (GIP).

Hoy se sabe que las incretinas, especialmente el GLP-1, se liberan después de la ingestión de alimentos y estimulan la secreción de insulina de manera dependiente de la glucosa. Esto significa que el GLP-1 aumenta la liberación de insulina solo cuando los niveles de glucosa en sangre están elevados, lo que ayuda a reducir el riesgo de hipoglucemia (bajos niveles de glucosa en sangre). De hecho, los medicamentos que funcionan con estos mecanismo no generan hipoglucemias, o al menos este efecto secundario es extremadamente raro.

El efecto de las incretinas es particularmente importante después de las comidas, cuando los niveles de glucosa en sangre aumentan. De hecho, hasta un 50-70% de la secreción de insulina después de una comida se debe a la acción de las incretinas, lo que las convierte en un mecanismo clave en el control postprandial de la glucosa. El GLP-1 tiene varios efectos, como la estimulación de la liberación de insulina, la inhibición de la secreción de glucagón, el retraso del vaciamiento gástrico y la reducción del apetito.

En personas con diabetes tipo 2, la acción de las incretinas está alterada, lo que contribuye a la disfunción en la regulación de la glucosa.

Por ejemplo, la secreción de GLP-1 es reducida en estos pacientes, y su acción sobre la liberación de insulina es menos efectiva. Además, la resistencia a la insulina, característica de la diabetes tipo 2, también afecta la eficacia de las incretinas, y también existe la resistencia a las incretinas.

Debido a su papel crucial en la regulación de la glucosa, las incretinas se han convertido en una diana terapéutica para el tratamiento de la diabetes tipo 2 con medicamentos novedosos. Los dos enfoques más comunes son:

1. **Análogos de GLP-1:** medicamentos como exenatida, liraglutida o semaglutida imitan la acción del GLP-1, ayudando a aumentar la secreción de insulina, reducir el apetito y mejorar el control glucémico. Estos medicamentos también tienen efectos beneficiosos sobre el peso y la función cardiovascular.
2. **Inhibidores de DPP-4**: la enzima DPP-4 desactiva las incretinas (GLP-1 y GIP) al descomponerlas rápidamente. Los inhibidores de DPP-4, como sitagliptina o vildagliptina, impiden la degradación del GLP-1 y del GIP, lo que permite que las incretinas sigan ejerciendo sus efectos durante más tiempo y con mayor eficacia.

Hoy se sabe el nombre y hasta que células producen estas hormonas. El GLP-1 es producido principalmente por las células L en el intestino delgado (principalmente en el íleo y el colon). Estas células son estimuladas por la presencia de alimentos en el tracto digestivo, lo que desencadena la secreción de GLP-1. La otra incretina más importante, el GIP es producido principalmente por las células K del duodeno y yeyuno, que son las primeras partes del intestino delgado. Al igual que el GLP-1, el GIP se secreta en respuesta a la presencia de alimentos, particularmente grasas y carbohidratos.

Sí, una microbiota intestinal saludable es importante para la producción adecuada de incretinas como GLP-1 y GIP, las cuales desempeñan un papel clave en la regulación de la glucosa y el metabolismo energético. La microbiota intestinal influye en muchos aspectos de la fisiología digestiva y metabólica, incluida la producción y liberación de estas hormonas incretinas a través de la fermentación de la fibra vegetal y producción de ácidos grasos de cadena corta (AGCC). La microbiota intestinal fermenta fibra dietética que no podemos digerir, produciendo acetato, propionato y butirato, que pueden activar la liberación de GLP-1 desde las células L del intestino delgado. Los alimentos ricos en grasas y carbohidratos estimulan la liberación de GIP desde las células K del duodeno y yeyuno. La disbiosis está asociada con una menor producción de ácidos grasos de cadena corta (especialmente butirato), lo que podría reducir la estimulación de las células L y, por lo tanto, disminuir la producción de GLP-1. Esto podría llevar a una peor sensibilidad a la insulina y a una mayor probabilidad de resistencia a la insulina.

De hecho, es sobresaliente como las grasas saludables como el aguacate y el aceite de oliva, incorporados antes de cada comida, reduce la glucosa promedio cerca de 50 mg/dL en algunas personas. Al incorporar grasas saludables a la dieta se estimulan las incretinas.

Hay otra forma de bajar la glucosa mediante la estimulación de liberación de incretinas: corrigiendo la microbiota. Estas hormonas se producen por células que habitan principalmente en el intestino delgado. Si la microbiota intestinal está alterada, las células que producen estas incretinas son deficientes y de mala calidad. Gracias al trabajo de numerosos científicos e investigaciones, hoy se sabe cómo mejorar la microbiota.

Bacterias que cuidan tu páncreas

Muchas personas con diabetes tipo 2 cursan con daño pancreático al tener una reserva de células beta afectada por el descontrol metabólico. Al final de cuentas, se presenta una acumulación de grasa intracelular que afecta el funcionamiento adecuado de la célula beta, aumentando su apoptósis y bloqueando los mecanismo de reparación celular. Es común ver como muchas personas al inicio de su proceso tienen un péptido C disminuido, esto indica que su páncreas casi no produce insulina, pero con el tiempo, si se mantiene adecuada la alimentación y el ayuno intermitente, se equilibra el cortisol y se mejora la microbiota, ese páncreas recupera función. Esta es otra de las razones por las cuales muchas personas con diabetes tipo 2 pueden revertir la enfermedad, aunque usen insulina.

También es muy común que, durante el proceso, muchas personas tengan la apariencia de no tener resistencia a la insulina, pero una vez que su páncreas "despierta", sus niveles de insulina aumentan y cumplen criterios de resistencia a la insulina. Esto no es algo malo, es parte del proceso de reversión de la diabetes que algunas personas lo manifiestan, mientras que otras no. De hecho, que una persona pueda revertir no depende del tiempo que tiene con la enfermedad, sino de la capacidad que tenga su páncreas de regenerase. Hemos visto personas de 90 años con diabetes tipo 2 desde hace 40 años y, aun así, logran estabilizar la glucosa y dejar la insulina. Aclarando que este fenómeno ocurre en personas con diabetes tipo 2 y agotamiento pancreático. En la diabetes tipo 1 los mecanismos son muy distintos.

Parte de la remisión de la diabetes consiste en conservar la función pancreática específicamente hablando de las células beta productoras de insulina, ya que esta hormona es el eje central en la regulación de glucosa. Las incretinas, especialmente el GLP-1 (péptido similar al glucagón tipo 1), juegan un papel importante tanto en la regulación de la glucosa, como en la protección y conservación de la función pancreática, particularmente en lo que respecta a las células beta del páncreas. Este efecto de protección y conservación de la función pancreática ha sido objeto de numerosos estudios, especialmente en el contexto de enfermedades metabólicas como la diabetes tipo 2.

Las células beta en los islotes de Langerhans del páncreas son responsables de la producción de insulina. En la diabetes tipo 2, la disfunción de las células beta es un factor clave, ya que estas células pierden su capacidad para secretar insulina adecuadamente. El GLP-1 y otras incretinas tienen efectos protectores y regeneradores sobre estas células al estimular la proliferación de las células beta. Se ha demostrado en estudios experimentales que el GLP-1 tiene efectos mitogénicos (que favorecen la división celular) en las células beta, lo que puede ayudar a restaurar la función de estas células en casos de disfunción pancreática. El GLP-1 también protege las células beta del páncreas de la apoptosis (muerte celular programada), un proceso que ocurre cuando las células beta están dañadas o estresadas, como suele ocurrir en la diabetes tipo 2. Además, la inhibición de la lipotoxicidad por las incretinas, es decir, daño celular por la acumulación de grasas en el páncreas, se ve reducida ayudando a preservar la función de las células beta al reducir la acumulación de lípidos en el páncreas.

¿Y de dónde vienen esas incretinas? De la microbiota. Así que, ¿las bacterias pueden ayudarte a bajar la glucosa? Sí. ¿Estas mismas bacterias pueden recuperar y conservar la función de las células beta? Sí. ¿Pueden las bacterias curar la diabetes? Sí. Obviamente intervienen muchas variables y otros factores, pero, aun así, no se puede responder con una negativa a las preguntas anteriores. Pasemos ahora a aprender cómo mejorar esa microbiota y cómo se estudia actualmente.

CÓMO MEJORAR LA MICROBIOTA

Mejorar la microbiota intestinal es una estrategia cada vez más reconocida para promover la salud digestiva, metabólica, inmunológica y general. La microbiota, que es la comunidad de microorganismos (bacterias, virus, hongos, etc.) que habitan en nuestro intestino, desempeña un papel crucial en la digestión de los alimentos, la producción de nutrientes esenciales, la regulación del sistema inmunológico y la protección contra patógenos. Afortunadamente, hay varias formas de mejorar la composición y la función de la microbiota intestinal, a menudo mediante cambios en la dieta y el estilo de vida.

Fibra vegetal y alimentación balanceada

Una dieta equilibrada y rica en fibra es uno de los pilares para una microbiota intestinal saludable. La fibra actúa como alimento para las bacterias beneficiosas, promoviendo su crecimiento y actividad; además, los alimentos fermentados contienen microorganismos vivos que ayudan a enriquecer la microbiota. Algunos alimentos ricos en fibra son las frutas (manzanas, peras, durazno, papaya, entre otras), verduras (brócoli, zanahorias, espinacas, alcachofas, entre otras) y las legumbres (lentejas, garbanzos, frijoles, entre otros). La cantidad de fibra recomendada es entre 30-40 gramos al día, generalmente.

Ayuno intermitente

El ayuno adecuado ayudará a la reparación intestinal y presentará mejoría en los marcadores de inflamación. Es importante dejar al menos un espacio de doce horas entre la cena y el desayuno, tiempo mínino para una adecuada reepitelización con lo cual mejorará la flora intestinal. Cada persona puede hacer ayunos más largos, si realmente lo necesita y se ajusta a su metabolismo; sin embargo, no es necesario hacer ayunos muy largos para mejorar la microbiota. La elección del esquema de ayuno depende de la combinación de un gran número de factores como lo comentamos en la parte 2, capítulo 3 de este libro.

Grasas saludables

Incorporar grasas saludables a la dieta es esencial para mantener un equilibrio nutricional adecuado y ayudar a estimular las incretinas, ya que las grasas son una fuente concentrada de energía y son necesarias para una buena salud hormonal, la absorción de vitaminas liposolubles (A, D, E, K) y la salud cerebral; sin embargo, es importante centrarse en grasas saludables y evitar las grasas trans y las grasas saturadas en exceso.

El aceite de oliva extra virgen es una excelente fuente de grasas monoinsaturadas y muy beneficiosas para la salud cardiovascular. Se recomienda su uso en ensaladas, para saltear vegetales o para aderezar platillos. Las mantequillas saludables o el chocolate oscuro (mayor al 85% cacao), deben usarse con moderación, es importante no exagerar las cantidades porque las grasas son muy densas en energía.

Probióticos y prebióticos naturales

Los probióticos son microorganismos vivos que, cuando se consumen en cantidades adecuadas, tienen efectos beneficiosos para el intestino y, en general, en la salud del huésped; los prebióticos son fibras no digeribles que alimentan a las bacterias beneficiosas presentes en la microbiota.

Los prebióticos en cambio, son sustancias que se encuentran en algunos alimentos y que actúan como nutrientes para las bacterias beneficiosas del intestino. Estos pueden ayudar a mejorar el equilibrio de la microbiota intestinal y promover una flora bacteriana saludable. Esto se logra mediante el consumo de alimentos fermentados como el yogur (con cultivos probióticos activos), el kéfir, el chucrut, kimchi y el miso. En cuanto a la glucosa, es raro observar picos de glucosa por el consumo de estos alimentos; no obstante, si se les agrega endulzantes o fruta, podrían surgir dichos picos. La glutamina es una sustancia que se recomienda para reparar la barrera intestinal y puede ser útil en algunos casos, pero deberá consumirse con precaución, ya que a muchas personas les sube la glucosa.

Azúcares refinados y aditivos en la comida

El consumo excesivo de azúcares refinados, harinas refinadas y alimentos procesados puede alterar el equilibrio de la microbiota intestinal, favoreciendo el crecimiento de bacterias patógenas y disminuyendo la diversidad bacteriana. Es importante limitar, o eliminar en lo posible, los alimentos ultraprocesados, como refrescos y bebidas azucarados, comidas rápidas y fritas con aceites vegetales, endulzantes químicos y aditivos en la comida.

La mayoría de estos alimentos se venden prometiendo que no afectan tu nivel de glucosa; aunque esto podría ser cierto, no los convierte en una opción saludable. Consumir estas sustancias constantemente, provocará picos de insulina y afectará la microbiota de forma negativa y podría ser la razón por la cual no se mejore esa disbiosis, con excepción de la fruta del monje de calidad y la Stevia orgánica. No obstante, la meta final es lograr prescindir, casi por completo, de estos endulzantes y consumirlos de forma esporádica.

Aumentar la diversidad alimentaria

La diversidad en la dieta es clave para promover una microbiota diversa, que está asociada con una mejor salud. Variar los alimentos que consumes, especialmente las frutas, verduras, especias y condimentos, favorece el crecimiento de una amplia gama de bacterias beneficiosas; esta diversidad dietética también tiene un impacto en la microbiota intestinal, que es crucial para la digestión, la salud metabólica y el bienestar general. Comer una variedad de fibra y alimentos vegetales contribuye a un microbioma más diverso y equilibrado, lo que puede mejorar la producción de incretinas, como el GLP-1, y regular la glucosa en sangre.

Una dieta variada debe incluir alimentos de todos los grupos alimenticios y estar balanceada en proporciones para garantizar un aporte adecuado de nutrientes. No necesitas comer una variedad de alimentos en cada comida, pero a lo largo de la semana es importante incluir una amplia gama de frutas, verduras, proteínas, granos integrales, grasas saludables y líquidos, en tu dieta diaria, contribuirá a una mejor salud digestiva, metabólica y mental, así como a la prevención de enfermedades crónicas. Una dieta equilibrada y diversa no solo promueve el bienestar físico, sino que también mejora la función del sistema inmune y la salud mental.

Manejo del estrés crónico

El estrés crónico puede afectar negativamente a la microbiota intestinal al alterar la función del sistema nervioso entérico y modificar la permeabilidad intestinal; el estrés psicológico prolongado puede promover una disbiosis y aumentar la inflamación intestinal. Busca atención profesional para mejorar tu salud mental y emocional, con mayor razón redobla esfuerzos en esta área si tienes el cortisol elevado y puedes apoyarte usando algún adaptógeno por algún tiempo.

La relación entre la microbiota intestinal y la serotonina es un área de investigación fascinante que ha ganado mucha atención en los últimos años. Se ha descubierto que la microbiota intestinal influye significativamente en los niveles y la actividad de la serotonina, un neurotransmisor clave en el cerebro que regula el estado de ánimo, el estrés, el sueño, el apetito y diversas funciones fisiológicas. Como dato relevante se dice que el intestino produce hasta el 90% de serotonina del cuerpo. Seguramente has escuchado que la serotonina es un neurotransmisor que utiliza el cerebro o que regula las emociones, y ¿qué crees? Las bacterias la producen.

Las emociones y la microbiota intestinal están profundamente interconectadas en lo que se conoce como el eje cerebro-intestino o eje intestino-cerebro; los estudios han demostrado que las emociones pueden tener un impacto directo sobre la microbiota intestinal y, a su vez, la microbiota también puede influir en cómo percibimos y respondemos emocionalmente. Este fenómeno es un claro ejemplo de cómo el estrés, la ansiedad, la depresión, la felicidad y otras emociones pueden alterar el equilibrio de la microbiota y afectar nuestra salud física y mental.

No fumar y reducir el consumo de alcohol

Estos son factores que se abordan, incluso en otros temas de salud, pero para no perder la costumbre y aprovechar el espacio, considero importante explicarlo porque muchas personas desahogan sus emociones con conductas compensatorias buscando un alivio temporal, y las formas más comunes son fumar y tomar alcohol.

Fumar afecta negativamente a la microbiota intestinal, reduciendo la diversidad microbiana y favoreciendo el crecimiento de bacterias patógenas. Dejar de fumar puede ser una de las maneras más efectivas de mejorar la salud de tu microbiota, acompañado de disminuir el consumo de alcohol. El alcohol es un antiséptico que barre muchas bacterias a su paso.

Ingerir constantemente alcohol hará que las bacterias buenas no puedan crecer. Su consumo de forma ocasional y esporádica no representa problema.

Estas recomendaciones generales sobre cómo mejorar la microbiota ayudan a la mayoría de las personas. El tiempo en el cual suele verse mejoría metabólica trabajando la microbiota es de tres a seis meses. ¿Recuerdas al señor Alejandro? Le tomó cerca de un año de tratamiento revertir la diabetes por completo. No te desesperes si no observas ningún cambio en las primeras semanas, es normal que tome su tiempo; sin embargo, algunas personas no van a mejorar aun implementando estos cambios y, en este caso se sugiere realizarse pruebas para medir su microbiota, identificar por qué no ha mejorado, qué bacterias tiene o cuáles le hace falta y, de esta forma, prescribir un tratamiento dirigido contra él o los problemas específicos.

¿CÓMO SE MIDE LA MICROBIOTA?

Medir la microbiota intestinal es una tarea compleja, ya que involucra el análisis de los microorganismos presentes en el intestino, incluyendo bacterias, virus, hongos y otros microorganismos. Afortunadamente, existen varias técnicas avanzadas disponibles en la práctica clínica habitual que permiten estudiar la composición y función de la microbiota intestinal. Existen desde las más básicas, coprológico, coprocultivo, hasta las más avanzadas, pruebas de metabolitos, secuenciación del ADN, entre otras.

Coprológico y cultivo microbiano

Un coprológico (también conocido como análisis de heces) es un examen de laboratorio que se realiza para analizar las características y la composición de las heces, con el objetivo de evaluar la salud digestiva y detectar posibles problemas en el tracto gastrointestinal. Este análisis es útil para diagnosticar una variedad de afecciones, desde infecciones intestinales hasta trastornos digestivos y enfermedades metabólicas. Un examen coprológico puede ser solicitado para detectar una amplia variedad de razones, tales como:

- **Diagnóstico de infecciones intestinales**: como las causadas por bacterias, virus o parásitos.
- **Evaluación de trastornos digestivos**: como la diarrea crónica, estreñimiento, dolor abdominal o sangrado gastrointestinal.
- **Detección de parásitos intestinales**: como giardiasis, amebiasis o helmintos (gusanos intestinales).
- **Evaluación de la absorción de nutrientes**: en casos de mala absorción de grasas o carbohidratos.
- **Detección de sangre oculta**: para identificar posibles sangrados en el tracto gastrointestinal, lo cual puede ser indicativo de úlceras, hemorroides o tamizaje de cáncer colorrectal.

La desventaja es que no permite detectar con precisión qué bacterias hay en los intestinos. La gran ventaja es su alta disponibilidad y bajo costo.

El cultivo microbiológico es una de las técnicas más antiguas para estudiar la microbiota, pero es menos utilizada en la investigación moderna debido a sus limitaciones. Consiste en cultivar bacterias y otros microorganismos de una muestra intestinal en medios de cultivo específicos.

Proceso:

1. Se toma una muestra de heces.
2. Se siembra en placas de Petri con diferentes medios de cultivo.
3. Se observa el crecimiento bacteriano y se identifican las especies presentes.

Ventajas:

- Permite estudiar las bacterias en condiciones controladas.

Limitaciones:

- Solo permite identificar aquellos microorganismos que se pueden cultivar, lo cual representa solo una pequeña fracción de la microbiota intestinal.
- Es menos eficiente para identificar bacterias que no se pueden cultivar con facilidad.

Análisis de metabolitos (Metabolómica)

El análisis de los metabolitos producidos por la microbiota es otra forma indirecta de evaluar la composición microbiana. Los microorganismos intestinales producen variedad de metabolitos, como los ácidos grasos de cadena corta, que pueden proporcionar información sobre la actividad y la salud de la microbiota. Esto permite inferir qué bacterias están presentes y cuáles no, de acuerdo con los niveles de los metabolitos medidos.

Estas pruebas se comercializan bastante porque su costo no es tan elevado y además la forma de presentar los resultados es muy atractiva. En mi opinión, no es una prueba que me haya aportado información valiosa para ayudar a mejorar la microbiota de muchos de mis pacientes. Sin duda alguna tiene su utilidad, pero en el tema de la diabetes tipo 2, creo que es limitada.

Proceso:

1. Se toma una muestra de heces o sangre.
2. Se analizan los metabolitos presentes en la muestra utilizando técnicas como la espectrometría de masas o la cromatografía líquida.

Ventajas:

- Permite estudiar los productos metabólicos de la microbiota, lo que da información sobre su función.
- Es útil para estudiar la relación entre la microbiota y enfermedades metabólicas o autoinmunes.

Limitaciones:

- No da información directa sobre las especies microbianas presentes, solo sobre los productos que generan.

Por último, tenemos las pruebas más precisas basadas en el análisis del ADN microbiano.

Es un enfoque más avanzado que permite el análisis de todo el material genético presente en una muestra, no solo el de las bacterias. Se obtiene la secuencia del genoma completo de todos los organismos presentes, incluidos bacterias, virus, hongos, etc. Conociendo la información genética de la muestra, se conoce con precisión cuáles son los organismos presentes.

Proceso:

1. Se toma una muestra de heces o biopsia intestinal.
2. Se extrae el ADN total de todos los microorganismos presentes.
3. Se realiza la secuenciación de todo el material genético y se analiza con herramientas bioinformáticas para identificar las especies y los genes presentes.

Ventajas:

- Permite analizar toda la microbiota (bacterias, virus, hongos, etc.).
- Se obtiene una visión más completa y precisa de la diversidad microbiana.
- Permite estudiar funciones metabólicas y genes específicos de la microbiota, como aquellos relacionados con la producción de metabolitos (por ejemplo, ácidos grasos de cadena corta).

Limitaciones:

- Poca disponibilidad y alto costo.
- Tiempo largo para la entrega de resultados.

De los estudios mencionados, este último es sin duda el estándar de oro. *Estándar de oro* en medicina significa que es la prueba con mejor capacidad para detectar un problema de salud cuando realmente sí lo hay y con menor margen de error. Es una prueba costosa que recomiendo realizar únicamente si las medidas generales y las pruebas básicas no ayudan a resolver los problemas metabólicos y, además, si se tiene una fuerte sospecha de que la causa del problema está en la microbiota.

¿POR DÓNDE EMPIEZO A MEJORAR LA MICROBIOTA?

Primero, pon en práctica las recomendaciones generales para mejorar la microbiota, como los cambios de alimentación, el ayuno intermitente y los demás puntos revisados previamente. Segundo, hazte estudios básicos como el coprológico, coprocultivo y solicita si es posible una prueba que se llama antígeno fecal para *Helicobacter pylori*. Esta bacteria, aunque no está presente significativamente en el intestino grueso, sí puede afectar el intestino delgado que es donde se encuentran las células productoras de incretinas, en otras. Esta bacteria tiene una alta prevalencia en el mundo y usualmente reside en el estómago, es causa de gastritis y molestias en la parte superior del abdomen (dispepsia) pero además conlleva una serie de complicaciones inflamatorias, por no decir de su potencial cancerígeno. Es esencial acudir a valoración médica para una correcta interpretación de los resultados y ajustar su tratamiento de acuerdo con su situación.

Si las medidas anteriores no mejoran su metabolismo y/o persiste con problemas metabólicos, digestivos o inflamatorios después de al menos tres meses de aplicar lo anterior, entonces sería buen momento de considerar realizarse una prueba avanzada de microbiota para conocer con precisión qué tipo de disbiosis presenta, identificar las razones por las cuales no ha mejorado con los cambios de alimentación y abordar el problema por otros métodos. Reiteremos la importancia de una valoración médica completa para descartar primero las causas más comunes. Por razones lógicas, uno no empieza el proceso considerando las causas más raras, a no ser, que existan datos inusuales en la valoración médica. En ocasiones, el camino para restaurar la microbiota en casos complicados es el siguiente:

Remover o eliminar. consiste en eliminar los organismos que no deberían de estar en la microbiota mediante remedios naturales y/o el uso de esquemas antimicrobianos, antifúngicos o antiparasitarios, según sea el caso. La duración de esta fase es muy variable, de una a ocho semanas, de acuerdo con la disbiosis presente.

Reparar: después de la fase de eliminación es importante darle el reposo necesario al sistema digestivo para una adecuada reepitelización mediante los cambios de alimentación, el ayuno intermitente, el uso de especias, condimentos y prebióticos naturales. Esta fase suele durar de cuatro a ocho semanas.

Reponer: en esta fase podría ser necesario incluir probióticos como tal, disminuir en lo posible la polifarmacia y ajustar el tratamiento mejorando la parte metabólica e inflamatoria. Esta fase suele durar de cuatro a ocho semanas.

Optimización: en este punto suele observarse mejoría en los síntomas digestivos, metabólicos e inflamatorios. Consiste en monitorear y ajustar lo necesario de acuerdo con los resultados obtenidos. Este periodo puede extenderse hasta por seis meses.

Esto es en términos generales y el tratamiento se adapta dependiendo el tipo de disbiosis y el contexto clínico de cada persona. Es una ciencia relativamente nueva que seguramente el trabajo de miles de investigadores arrojará más luz sobre cómo interpretar con mayor certeza los estudios de la microbiota y proporcionarán mejor evidencia de los tratamientos actuales para reparar la pared intestina.

Se considera necesario repetir un estudio de microbiota al menos seis meses después de haber iniciado el tratamiento, siempre y cuando no haya habido ninguna mejoría. En los casos de éxito, no es indispensable repetir el estudio.

8
Remisión total

VÍCTOR

Víctor es un señor de 64 años residente de Valencia, España. Le diagnosticaron diabetes tipo 2 e hipertensión arterial hace 15 años, desde entonces ha estado tomando metformina, dapaglifozina (Forxiga), losartán, amlodipino, rosuvastatina y aspirina. Sus glucosas han estado entre 150-180 mg/dL, en ocasiones a 200 mg/dL en ayuno con hemoglobinas glucosiladas de 7 al 8%. En su última consulta le recomendaron utilizar Ozempic para bajar la glucosa y de continuar así de altos sus valores, utilizaría insulina. Esto desconcertó al señor Víctor pues ha seguido las recomendaciones médicas para bajar la glucosa y evitar la insulina, pero no ha sido posible. Así que decide investigar si hay algo más que se pueda hacer. En su investigación encuentra que la dieta keto (cetogénica) tiene fuerte evidencia de ayudar a bajar los niveles de glucosa, con lo cual pone en práctica estas recomendaciones.

Pasados 6 meses de una alimentación muy baja en carbohidratos, sus glucosas extrañamente siguen igual. A pesar de limitar mucho la comida, su glucosa se mantiene elevada. Así que decide realizarse estudios para confirmar su tipo de diabetes, revisar sus niveles de cortisol, verificar cómo funciona su péptido C y pedir otra opinión de su caso.

Durante la consulta inicial pude percibir a un señor sumamente interesado y motivado para encontrar las causas de sus problemas de salud y dar con la solución. En su analítica inicial se observa que el péptido C está ligeramente disminuido en 0.65, razón por la cual no era posible bajar sus glucosas, ya que el páncreas no estaba produciendo suficiente insulina. Además, sus niveles de cortisol en 19.4, debido a un insomnio crónico, no ayudaban a mejorar esa función pancreática. Se propone, en contra de toda lógica, subir ligeramente la cantidad de carbohidratos complejos, practicar ayuno intermitente de 13 a 14 horas, colocarse un sensor de glucosa para detectar y corregir los picos de azúcar y trabajar fuertemente en su calidad de sueño.

Tres meses después, en su siguiente cita en su país natal, lo felicitan porque sus glucosas por primera vez en años no habían salido en 115 mg/dL con una hemoglobina glucosilada de 6.7%. Le recomiendan que siga haciendo lo que está haciendo, lo que sea que eso sea. En su segunda consulta con un servidor, resalta la mejoría significativa no solo de sus parámetros sino de su bienestar general y, sobre todo, de su calidad del sueño. Se hacen ajustes menores para darle tiempo a su tratamiento, que evidentemente le está resultando favorable y se solicita un nuevo péptido C.

En su tercera consulta, sus glucosas se encontraban entre 90 a 110 mg/dL con una hemoglobina de 5.9%. Su nivel de péptido había subido a 1.2, función pancreática suficiente para retirar medicamentos sin tener elevaciones de glucosa. En el transcurso de seis meses, el señor Víctor llegó a la remisión parcial, el cual es la antesala de la remisión total de la diabetes como veremos en el siguiente capitulo y su manejo.

¿Qué es revertir la diabetes?

Revertir la diabetes generalmente se refiere a mejorar de manera significativa los niveles de glucosa en sangre hasta el punto en que ya no sea necesario usar medicamentos o insulina, especialmente, en el caso de la diabetes tipo 2. Sin embargo, el término "revertir" puede ser un poco confuso, ya que en la mayoría de los casos no se elimina la diabetes por completo, sino que se logra un control óptimo de la enfermedad. Esto generalmente no se aplica con la diabetes tipo 1, que es una condición autoinmune crónica y no reversible.

Estar en proceso de reversión es el primer paso. Quizá los valores de glucosa no desciendan de manera significativa pero no quiere decir que no están revirtiendo. Al inicio, los cambios pueden ser sutiles y difíciles de identificar. En vías de reversión significa que estás mejorando tu metabolismo, estás reduciendo la resistencia a la insulina, disminuyendo la grasa visceral y eliminando el exceso de glucosa. Que todos estos fenómenos no se reflejen en los niveles de glucosa es otra historia, el punto es que estés revirtiendo con los cambios que estás haciendo porque no buscamos bajar los niveles de glucosa, buscamos corregir los desequilibrios metabólicos que originaron la diabetes tipo 2 en primer lugar y, como consecuencia, los niveles de glucosa se estabilizan.

En la diabetes tipo 2, las personas pueden experimentar una remisión o una mejora tan significativa en sus niveles de azúcar en sangre que ya no necesitan tratamiento farmacológico. Es importante destacar que la *remisión* no significa que la diabetes haya desaparecido por completo. La enfermedad puede volver si se descuidan los hábitos saludables en este periodo. La razón es que, los mecanismos renales, hepáticos, del tejido graso y el sistema hormonal aún no están funcionando a su máxima capacidad. Es verdad que los valores de glucosa están bien controlados sin o con muy poco medicamento, pero todavía falta camino por recorrer para lograr la curación total de la enfermedad. La remisión se basa en criterios bioquímicos sobre tus niveles de glucosa. En cambio, la reversión toma en cuenta la glucosa, signos de adaptación y flexibilidad metabólica, entre otros. Dicho en otras palabras, normalizar los niveles de glucosa sin necesidad de medicamentos es extraordinario y ayudará muchísimo a largo plazo. Pero no es lo único, podemos ir más allá y tratar de corregir las causas últimas de la enfermedad, solo así podrás revertirla por completo y además mantener la remisión a largo plazo.

Muchas personas inician el proceso muy motivadas reduciendo el consumo de carbohidratos y practicando el ayuno intermitente y les va muy bien, bajan sus niveles de glucosa y suspenden el uso de medicamentos. Pero meses después, sus niveles de glucosa vuelven a subir, incluso si mantienen los mismos hábitos de alimentación; la explicación es que mientras que la dieta y el ayuno son claves para llegar a la remisión, se necesitan otras intervenciones y correcciones para mantener la remisión. Bajar la glucosa es super importante pero también corregir las causas de fondo.

Mantener la remisión de la diabetes tipo 2 a largo plazo puede ser un desafío significativo para muchas personas, incluso si inicialmente lograron controlar bien su glucosa y alcanzar una remisión. Existen múltiples razones por las cuales algunas personas no pueden mantener la remisión de la diabetes, y estas razones son de naturaleza física, psicológica, ambiental y social.

Aunque la remisión de la diabetes puede implicar una mejora en la sensibilidad a la insulina, las personas que han tenido diabetes tipo 2 durante un largo periodo de tiempo, generalmente mantienen algún grado de resistencia a la insulina. Aunque esto puede mejorar con la pérdida de peso y el ejercicio, la resistencia a la insulina persistente puede hacer que sea más difícil mantener los niveles de glucosa en sangre en un rango normal a largo plazo, especialmente si los hábitos no se mantienen constantemente.

La pérdida de peso, o bien, dificultad para recuperar masa muscular son otros factores clave en la remisión de la diabetes tipo 2; además, una vez que se alcanza la remisión, muchas personas enfrentan dificultades para mantener la pérdida de peso a largo plazo.

El estrés activa la producción de hormonas como el cortisol, que puede aumentar los niveles de glucosa en sangre. Las personas que experimentan estrés crónico pueden encontrar más difícil mantener la remisión. Muchas personas recurren a la comida para lidiar con emociones como el estrés, la tristeza o la ansiedad, lo que puede conducir a bajos niveles de autocontrol y, eventualmente, al aumento de peso y la descompensación de los niveles de glucosa.

Un entorno favorable y unas buenas redes de apoyo social y emocional son cruciales para mantener cualquier cambio de estilo de vida. Las personas que no tienen el apoyo adecuado, ya sea de familia, amigos o incluso profesionales de la salud, pueden encontrar más difícil mantener la remisión. La falta de un entorno que fomente hábitos saludables puede hacer que las personas recaigan en viejos hábitos.

Lamentablemente todos estos factores, y otros más, no se toman en cuenta por el sistema médico actual a la hora de tratar a personas con diabetes tipo 2; tampoco se muestra el más mínimo interés por estudiar y abordar estos factores importantes para una adecuada adherencia a buenos hábitos de vida. No me dejarán mentir, cuando vas al doctor pidiendo ayuda sobre cómo tratar la diabetes, la hipertensión o los problemas de colesterol no te hacen ninguna pregunta, solo ven tus estudios de laboratorio y te dan medicamentos. Cita en tres meses con estudios. Esta filosofía de aplicar la medicina es una burla que esperemos cambie en un futuro no muy lejano. La medicina no debería de ser así. Hoy por hoy tenemos muchas herramientas, conocimientos, estudios e investigaciones que nos ayudan a nosotros los médicos a buscar el origen de las enfermedades relacionadas con el estilo de vida y tratar de resolverlas.

Ciertamente, dentro de esta evaluación, habrá personas que no son candidatas para revertir la diabetes ya sea por complicaciones crónicas en algunos o varios órganos, por condiciones de salud muy frágiles, o bien, por una combinación de los factores previamente mencionados que, así como son importantes para mantener la remisión a largo plazo, son fundamentales para establecer el tratamiento y sus objetivos a alcanzar.

Revertir la diabetes implica lograr un control adecuado de la enfermedad a través de cambios en el estilo de vida, pero requiere un seguimiento continuo para mantener esos resultados y ajustar su tratamiento. Revertir significa darle marcha atrás a la progresión de la enfermedad, bloquear el desarrollo de las complicaciones a corto, mediano y largo plazo. En el pasado, se creía que la enfermedad era progresiva, crónica e incurable, y que, a pesar de controlar la glucosa con medicamentos o insulina, las complicaciones iban a suceder tarde o temprano. Esto es porque el tratamiento ha estado enfocado en bajar los niveles de glucosa únicamente, sin corregir los trastornos metabólicos de fondo. Revertir la diabetes tipo 2 implica corregir estos desarreglos.

Por supuesto que es indispensable saber si vas por el buen camino o no, así que vamos a revisar cómo puedes identificar si estás en proceso de revertir la diabetes.

¿Cómo sé que estoy revirtiendo?

El cambio es notorio desde las primeras semanas. Posiblemente lo primero en observar es una mejora en tu bienestar presentando cambios de adaptación metabólica, mayor flexibilidad metabólica y menos sintomatología por los niveles altos de glucosa. Es posible que los niveles de glucosa no cambien significativamente en las primeras semanas, pero esto no quiere decir que vaya por mal camino. Hemos visto casos que les toma hasta seis meses lograr descensos pronunciados del nivel de glucosa. Lo importante es identificar si tu metabolismo se está adaptando, si va reduciendo la resistencia a la insulina y si está eliminado el exceso de glucosa de su cuerpo. Si estos procesos están en marcha, solo es cuestión de tiempo para que la glucosa se normalice.

Una persona que está revirtiendo la diabetes, logra controlar mejor sus niveles de glucosa con menos medicamentos o insulina. Por ejemplo:

- **Descontrolado**: glucosa 180 mg/dL y A1c 8.9% con insulina 40 UI al día y metformina 1000 mg al día.
- **Revirtiendo**: glucosa 160 mg/dL y A1c 8.0% con insulina 20 UI al día y metformina 500 mg al día.

Es verdad que las glucosas siguen altas, pero en realidad lo más importante es que el proceso de reversión está puesto en marcha. ¿Cómo es posible que su glucosa esté más baja con menos medicamento? Porque está corrigiendo la hiperinsulinemia y se está eliminando el exceso de glucosa del cuerpo; con el tiempo, la glucosa volverá a rangos normales.

Su cuerpo no miente. Si ha habido mejoría en su salud en general, en su bienestar, en su energía, en la piel, en disminución del abdomen, mejora de la neuropatía o de la vista, agregando los signos de adaptación y flexibilidad metabólica, sin duda está revirtiendo y va por buen camino. Hay personas que observan bajar sus niveles de glucosa casi a la par de esto, mientras que algunos otros casos les toma más tiempo ver los resultados reflejados en su nivel de glucosa.

Es importante aclarar que algunas personas tienen en realidad una diabetes tipo 2 enmascarada, a lo que suelen llamar controlada. Se dice que una persona con diabetes tipo 2 bien controlada, tiene sus glucosas en ayuno menores a 130 mg/dL, dos horas después de comer por debajo de 140 mg/dL y una hemoglobina glucosilada de 7% o menos.

- **Diabetes enmascarada o "controlada"**: glucosa 104 mg/dL, A1c en 6.2% con insulina 30 UI al día y metformina 1000 mg al día.
- **Diabetes verdaderamente controlada**: glucosa 104 mg/dL, A1c 6.2% sin medicamentos ni insulina (o dosis muy bajas).

En realidad, este grupo de pacientes con glucosas en valores meta, a expensas de mucho medicamento, no están exentos de complicaciones, porque la enfermedad sigue su progreso al no estar corrigiendo la raíz del problema. Cada día aumentan más los casos de insuficiencia renal, amputaciones, cegueras y complicaciones cardiovasculares en personas con diabetes controlada con mucho medicamento.

De hecho, como dato curioso, no existe algún estudio que compruebe algún beneficio a largo plazo cuando se usa insulina para la diabetes tipo 2 en el contexto de resistencia a la insulina. Evidentemente, esto es caso por caso, aquí hablamos a nivel poblacional. Cabe aclarar que algunas personas con diabetes tipo 2 cursan con agotamiento pancreático, por lo tanto, no tienen resistencia a la insulina y necesitan de esta inyección por cierto tiempo en lo que logran reactivar la función pancreática.

Remisión parcial de la diabetes

Se refiere a un estado en el que una persona con diabetes tipo 2 experimenta una mejora significativa en los niveles de glucosa en sangre y en su salud metabólica, al punto de que ya no necesitan medicación o insulina (o su uso se reduce significativamente). Sin embargo, a diferencia de la remisión completa o total, en la remisión parcial, la diabetes todavía está presente, aunque de forma controlada, y puede recaer si no se mantienen los cambios de estilo de vida a largo plazo.

Encontrarse en esta etapa significa, valga la redundancia, que estás a un paso de la remisión total. En estos niveles de glucosa cobran mucha más relevancia los otros factores que suben el nivel de glucosa distintos a la comida y el ayuno intermitente. Es la razón por la cual muchas personas permanecen “estancadas” en esta etapa porque desean seguir bajando la glucosa a través de la alimentación. La dieta es clave, pero también tiene sus limitantes.

Características de la remisión parcial de la diabetes:

1. **Mejora en los niveles de glucosa**: los niveles de glucosa en la sangre de una persona con diabetes tipo 2 pueden alcanzar valores dentro de los rangos normales o casi normales sin necesidad de medicación; sin embargo, en la remisión parcial, estos valores podrían no mantenerse por siempre sin el esfuerzo constante de hábitos saludables.
   - Glucosa en ayuno menor a 126 mg/dL
   - Hemoglobina glucosilada menor a 6.5%
   - Glucosa dos horas después de comer menor a 140 mg/dL
2. **Reducción o eliminación de medicamentos:** en muchos casos, las personas con remisión parcial de la diabetes pueden dejar de tomar medicamentos para la glucosa o necesitar dosis mucho más bajas; sin embargo, podrían requerir algún tipo de seguimiento o control ocasional.
3. **Mantenimiento de ciertos factores de riesgo**: aunque los niveles de glucosa pueden estar ligeramente por encima de lo normal, otras complicaciones o factores de riesgo relacionados con la diabetes, como la hipertensión, el colesterol alto o el hígado graso, pueden todavía estar presentes y requieren de un seguimiento médico.
4. **Necesidad de continuar con cambios en el estilo de vida**: la remisión parcial no es permanente sin un esfuerzo continuo. Los hábitos como una dieta saludable, ejercicio regular, control del estrés y monitoreo constante de la salud siguen siendo cruciales para mantener los beneficios. En este punto, si permitimos demasiada flexibilidad en nuestras rutinas, la glucosa puede subir nuevamente.

Una persona con remisión parcial aún no tiene su mecanismo de control de glucosa en nivel óptimo y relajar las medidas, aunque es tentador, puede ser motivo de elevación de glucosa a valores previos. Es necesario mantener la constancia y disciplina. Sin embargo, una persona en remisión parcial que se mantenga estancada en estos valores puede ser por alguna o varias de las siguientes razones:

A. **Falta de tiempo al proceso**. dicen que hasta en los mejores planes bien ejecutados les hace falta tiempo para dar buenos resultados. Una persona que se mantenga en remisión parcial por más de seis meses, sin avanzar a la remisión total, tendrá que considerar otras causas.
B. **Hígado graso:** detéctalo a través de un ultrasonido. Si está presente, revisa tu porción y calidad de las proteínas y grasas de tu dieta. Hay que mencionar que el consumo de alcohol habrá que disminuirlo o suspenderlo casi por completo.
C. **Cortisol sérico matutino elevado o alterado.**
D. **Resistencia a la insulina:** insulina sérica mayor a 10 µUI/dL.
E. **Ansiedad o depresión:** si no estás seguro, puedes acudir a consulta para una valoración de tus emociones y pensamientos.
F. **Problemas de inflamación o de la microbiota:** Mide la proteína C reactiva y considera realizarte estudios de microbiota.

Es importante mencionar que la mayoría de las personas con diabetes tipo 2 tienen el potencial de llegar a la remisión parcial; sin embargo, por diferentes problemas, no todas podrán revertir por completo. En algunos casos, las mismas complicaciones crónicas de la diabetes hacen que la glucosa no pueda o no sea conveniente reducir los niveles hasta lo normal, por ejemplo, en casos de insuficiencia renal avanzada o cirrosis por hígado graso. En otros, el problema es el entorno en el que viven presentando problemas económicos, familiares, sociales, que no permiten el autocuidado y automonitoreo que el proceso de revertir la diabetes requiere.

Llegar a la remisión parcial es todo un mérito. Muchas personas suelen estar inconformes con su resultado de llegar a la remisión parcial; a pesar de todos los cambios, el detener la progresión de la enfermedad, reducir medicamentos o incluso dejar de usar insulina por completo, no los tiene satisfechos. Esto es un arma de doble filo porque por un lado es bueno querer mejorar aún más, pero, por otro lado, podemos caer en la trampa de la autoexigencia extrema con nuestro cuerpo. Es importante en este punto, reflexionar y practicar la gratitud con los objetivos alcanzados y revalorar la situación por completo para determinar si es conveniente "estirar aún más" la liga de la salud. Dar el brinco final hacia la remisión total puede ser todo un reto para algunas personas.

Remisión total. La casi cura de la diabetes tipo 2

La remisión completa es un estado en el que los niveles de glucosa en sangre permanecen dentro de un rango normal sin necesidad de medicamentos ni insulina por al menos seis meses, aunque la diabetes tipo 2 pueda seguir presente a nivel biológico. En la remisión parcial, los niveles de glucosa pueden volverse elevados nuevamente si se abandonan los hábitos saludables. En cambio, la remisión total de la diabetes tipo 2 implica un control sustancial y temporal de la enfermedad, tu cuerpo tiene mejor capacidad de regular tus niveles de glucosa, pero sigue siendo necesaria la gestión continua para evitar su recaída y fortalecer los mecanismos que aún no han recuperado su máxima potencia.

Una persona en remisión total es aquella que ha mantenido por al menos seis meses los siguientes criterios:

- Glucosa en ayuno menor a 100 mg/dL la mayor parte del tiempo.
- Hemoglobina glucosilada menor a 5.7%.
- Sin medicamentos ni insulina.

Esta es la definición más aceptada hoy en día de remisión total de la diabetes; sin embargo, tenemos que ir más allá porque recuerda que no únicamente buscamos normalizar los niveles de glucosa, sino también corregir las causas que originaron la diabetes tipo 2 en primer lugar.

A los puntos anteriores podemos agregarle:

- Sin resistencia a la insulina medida por parámetros clínicos y/o bioquímicos.
- Función normal del páncreas.

Por lo tanto, podemos tener niveles de glucosa normales y estar en remisión total, pero no necesariamente implica que el trabajo está completo. Falta ponerle un punto final a esa obra. Si logramos, además de normalizar los niveles de glucosa, corregir la resistencia a la insulina y restablecer la función normal del páncreas, estaremos mucho más cerca de erradicar por completo la enfermedad.

A pesar de que algunas personas logran mantener la remisión durante largos períodos, no existe un plazo fijo para la duración de la remisión, ya que es un proceso dinámico y varía de persona a persona. Sin embargo, algunos estudios y expertos han proporcionado estimaciones basadas en la experiencia clínica y la investigación.

Un estudio significativo en el Reino Unido, conocido como Diabetes Remission Clinical Trial (DiReCT), encontró que aproximadamente el 50% de las personas que perdieron una cantidad significativa de peso durante los primeros seis meses de intervención pudieron mantener la remisión durante al menos dos años. Sin embargo, a los cinco años, la tasa de remisión sostenida fue menor, con solo el 11% de los participantes manteniendo la remisión sin necesidad de medicación.

Como puedes ver, estadísticamente hablando es poco probable que mantengas la remisión a largo plazo, de acuerdo con los estudios que tenemos actualmente. Pero no le des mucha importancia porque estos estudios están basados en personas con diabetes tipo 2 que se realizaron un procedimiento de cirugía bariátrica para perder peso con poco énfasis en los cambios de hábitos. Además, este bajo porcentaje puede ser por recomendaciones de la comida no muy acertadas, la falta de popularidad del ayuno intermitente como un tratamiento para la diabetes tipo 2 y escasa atención sobre los factores que suben la glucosa no relacionada con la comida. Aunque algunas personas logran mantener la remisión durante varios años incluyendo todas las intervenciones, es bastante común que la diabetes tipo 2 regrese, aunque menos probable en mi experiencia en comparación de los estudios actuales. Las razones para la recaída incluyen:

- **Falta de adherencia a los cambios de estilo de vida**: cambiar los hábitos de vida, dieta y ejercicio, son difíciles de mantener a largo plazo, lo que puede llevar a un aumento en los niveles de glucosa, y es la causa más común por la cual los niveles de glucosa vuelven a subir.
- **Factores emocionales**: el estrés, la ansiedad o la depresión pueden hacer más difícil mantener el control de la diabetes. Es la segunda causa más común por la que no se mantiene la remisión a largo plazo.
- **Recuperación de peso:** muchas personas no logran mantener la pérdida de peso a largo plazo. Con mucha frecuencia por trasfondos emocionales no resueltos.
- **Progresión de la enfermedad:** en algunos casos, la diabetes tipo 2 progresa con el tiempo cuando se presentan otros problemas de salud que afectan la función pancreática.

En resumen, una persona en remisión total significa que no hay datos detectables de que la enfermedad sigue presente. No obstante, no es una curación propiamente, puesto que dos mecanismos que utiliza el cuerpo para regular la glucosa aún no recuperan su función a la normalidad. Estos sistemas son el tejido graso y los riñones.

El tejido adiposo mantiene la remisión

Con los desarreglos que genera la diabetes tipo 2, se producen muchos cambios en la composición corporal como la acumulación de grasa ectópica o visceral y disminución de la masa muscular. Esto genera desequilibrios en el balance energético, resistencia a la insulina y además, los transportadores de glucosa (puertas por donde pasa la glucosa por distintos compartimentos del cuerpo) disminuyen su función. La diabesidad es un término que combina las palabras diabetes y obesidad para describir la condición en la que una persona tiene tanto diabetes tipo 2 como obesidad, ya que esta última es uno de los principales factores de riesgo para desarrollar diabetes tipo 2, y ambas condiciones a menudo coexisten.

No te confundas, no estamos hablando de tener un peso elevado en relación con la talla. Estamos hablando de depósito de grasa donde no debería de estar y alteraciones en los tipos de tejido graso. En otras palabras, una persona con bajo peso para su estatura también puede tener obesidad, si tiene grasa visceral o alteración del funcionamiento del tejido graso.

El tejido graso, también conocido como adiposo, cumple varias funciones cruciales en el cuerpo humano. Aunque a menudo se asocia con la acumulación de grasa y se percibe de manera negativa, en realidad el tejido graso tiene roles esenciales para la salud y el bienestar.

Existen dos tipos principales de tejido graso en el cuerpo: el tejido graso blanco y el tejido graso marrón. Ambos desempeñan funciones importantes pero distintas.

El tejido graso blanco almacena energía en forma de triglicéridos.

Cuando el cuerpo necesita energía, ya sea por actividad física o por ayuno, estos triglicéridos se descomponen y liberan ácidos grasos y glicerol en el torrente sanguíneo, que luego son utilizados por los músculos y otros órganos para producir energía. El tejido graso subcutáneo, es decir, el que se encuentra justo debajo de la piel, actúa como un aislante térmico, ayuda a mantener la temperatura corporal, protegiendo al cuerpo de la pérdida excesiva de calor en ambientes fríos. El tejido graso blanco no es solo un almacén pasivo de energía, también es un órgano endocrino activo. Produce varias hormonas y moléculas señalizadoras, como:

- **Leptina**: regula el apetito y el balance energético. La leptina envía señales al cerebro sobre la cantidad de grasa almacenada en el cuerpo, ayudando a regular el hambre y la saciedad.
- **Adiponectina**: aumenta la sensibilidad a la insulina, favoreciendo la regulación de los niveles de glucosa en sangre.
- **Resistina**: está relacionada con la resistencia a la insulina y puede desempeñar un papel en la inflamación y el desarrollo de enfermedades metabólicas.

El tejido graso también produce moléculas inflamatorias que pueden influir en procesos de inflamación crónica, especialmente cuando se acumula en exceso. Por eso se dice que la obesidad es una enfermedad inflamatoria. El tejido adiposo tiene un papel en la regulación metabólica; el exceso de tejido graso, especialmente el visceral, está vinculado con un mayor riesgo de desarrollar enfermedades metabólicas, como la diabetes tipo 2, hipertensión y enfermedades cardiovasculares.

Si bien el tejido graso es esencial para muchas funciones vitales, el exceso de grasa o alteraciones en el funcionamiento del tejido graso puede ser problemático. Esta condición está asociada con varios problemas de salud, incluyendo al apnea del sueño, el exceso de grasa en el cuello y la parte superior del cuerpo puede obstruir las vías respiratorias, lo que aumenta el riesgo de apnea obstructiva del sueño. Es notorio como muchas personas al cambiar su alimentación y practicar el ayuno intermitente, sufren modificaciones en su composición corporal y recuperan el funcionamiento normal de su tejido graso y resuelven la apnea del sueño. No estamos proponiendo estas intervenciones para los casos de apnea del sueño porque cada caso es distinto, pero es inevitable no prestar atención a esta asociación.

El tejido graso cumple varias funciones vitales, como almacenar energía, aislar el cuerpo del frío, proteger los órganos internos y regular hormonas importantes clave para mantener la remisión a largo plazo. La clave está en mantener un equilibrio adecuado de grasa corporal para que sus funciones protectoras y metabólicas sigan siendo beneficiosas para el cuerpo. Esto se logra a través de la alimentación y el ayuno intermitente, pero también mediante el ejercicio. Si logras restablecer en lo posible tu composición corporal a un grado saludable, tendrás más éxito en revertir la diabetes y mantener la remisión a largo plazo.

Ejercicio y composición corporal

La composición corporal juega un papel fundamental en la regulación de los niveles de glucosa en sangre, especialmente para las personas con diabetes tipo 2 o prediabetes. En términos simples, la composición corporal se refiere a la proporción de masa muscular y grasa corporal en el cuerpo, y el equilibrio entre estos dos componentes tiene un impacto directo en la sensibilidad a la insulina y el control de la glucosa.

Los músculos son un tejido metabólicamente activo que utilizan glucosa para obtener energía. A medida que aumentas tu masa muscular, a través del ejercicio y la fuerza, tu cuerpo mejora su capacidad para utilizar la glucosa, lo que puede ayudar a reducir la resistencia a la insulina. Un mayor porcentaje de masa muscular significa un mayor uso de glucosa por los músculos, lo que contribuye a mantener los niveles de glucosa en sangre estables.

La grasa visceral, que se encuentra alrededor de los órganos internos (particularmente en el abdomen), está estrechamente relacionada con una mayor resistencia a la insulina. Las personas con un exceso de grasa abdominal tienen un mayor riesgo de desarrollar diabetes tipo 2, ya que la grasa visceral libera ácidos grasos y otras sustancias que interfieren con la acción de la insulina, empeorando el control de la glucosa. Por lo tanto, aumentar la masa muscular y reducir la grasa corporal, especialmente la grasa abdominal, es uno de los objetivos clave para mejorar la regulación de la glucosa en sangre y mantener la remisión a largo plazo. Y, como suelen decir, el músculo no se forma en la cocina.

El levantamiento de pesas o el entrenamiento de resistencia es el tipo de ejercicio que más contribuye al aumento de la masa muscular, lo cual también mejora la sensibilidad a la insulina y el metabolismo de la glucosa. Puedes hacer ejercicio como sentadillas, flexiones, calistenia, con ligas de resistencia o pesas. Contrario a lo que se piensa, no necesitas hacer pesas todos los días ni aumentar drásticamente la masa muscular para obtener beneficios metabólicos.

Generalmente la ganancia de uno a dos kilogramos de masa muscular está asociada a una mejoría en tus parámetros de laboratorio. Esto lo puedes lograr con dos a tres sesiones por semana, incrementando gradualmente la intensidad. El ejercicio en extremo no es recomendable si no eres un deportista de alto rendimiento o estás buscando una competencia. Estas recomendaciones están enfocadas en aumentar la salud, mantener la remisión de la diabetes a largo plazo y aumentar la resiliencia de tu cuerpo para hacer frente a posibles adversidades futuras. Trabajar el mismo grupo muscular cinco días a la semana no aumenta de forma significativa la cantidad de músculo en comparación con hacer pesas dos días por semana.

Se habla mucho acerca de una buena técnica y realizar los ejercicios con disciplina, de esta forma aumentarás la efectividad de tus rutinas. Para aumentar músculo, el organismo tiene que sentir la necesidad de incrementar las células musculares y la única de forma de crear esta necesidad es con un estímulo efectivo: si haces ejercicio con muy poco peso, no habrá necesidad de crecer el músculo; en cambio, si el peso es adecuado, entonces sí hay tal necesidad para satisfacer esa exigencia. Un peso adecuado, en general ronda del 60 al 70% de tu capacidad máxima. Una regla sencilla y práctica es levantar un peso con el cual puedes hacer de 10 a 12 repeticiones como máximo llegando a la fatiga muscular. Puedes practicar tres series de diez, con reposo de 1 a 2 minutos entre cada serie, trabaja grupos musculares grandes y realízalo de dos a tres veces por semana, con días de descanso entre una sesión y otra.

Si padeces de alguna molestia en tus articulaciones, desconoces la técnica adecuada para realizar los ejercicios o te sientes muy fuera de condición, considera pedir ayuda a un profesional que se dedique a esto para crear una rutina de acuerdo con tu situación. Es muy importante mencionar que muchas personas con diabetes tipo 2 que han perdido músculo ya sea por la misma enfermedad, por los medicamentos o dietas erróneas, no necesitan acudir a un gimnasio tradicional para realizar este tipo de rutinas. Habrá personas que les conviene, debido a su situación, rehabilitarse primero y después incrementar la exigencia.

El ejercicio cardiovascular como caminar, correr, nadar, bailar, andar en bicicleta, o hacer ejercicio en máquinas como la elíptica, ayuda a quemar calorías y reducir la grasa corporal. El cardio moderado a intenso también tiene efectos positivos sobre la regulación de la glucosa. Otra forma es mediante los entrenamientos en intervalos de alta intensidad (HIIT). De hecho, este tipo de ejercicios, activa la autofagia de manera interesante al someter a tu cuerpo a periodos cortos de estrés y de alta exigencia. El HIIT ha demostrado ser muy eficaz para reducir la grasa visceral y mejorar la sensibilidad a la insulina. Consiste en realizar periodos cortos de ejercicio intenso seguidos de periodos de descanso. Este tipo de entrenamiento puede mejorar el metabolismo de la glucosa de manera más eficiente que el ejercicio aeróbico de baja intensidad.

Se recomienda al menos 150 minutos a la semana de ejercicio cardiovascular moderado, lo que equivale a al menos 30 minutos, cinco días a la semana. En el entendido de que es un proceso, puedes empezar con menos e ir aumentado según el avance. Si la persona tiene mucho tiempo sin hacer ejercicio, en las primeras semanas, o incluso meses, es recomendable enfocarse en el volumen de ejercicio que en la intensidad. Entiéndase por volumen los minutos de actividad física. Algunas formas de hacer ejercicio cardiovascular son por ejemplo caminar a un ritmo moderado o rápido, nadar, andar en bicicleta o hacer ejercicio en una máquina elíptica. Si prefieres un ejercicio más intenso, puedes realizar 75 minutos a la semana de ejercicio cardiovascular intenso (aproximadamente 15-20 minutos al día, cinco veces por semana), por ejemplo: correr, hacer HIIT (entrenamiento en intervalos de alta intensidad) o andar en bicicleta a alta velocidad. A mayor intensidad, menos volumen y viceversa. Reiteramos que estas recomendaciones son en pro de mejorar la salud. Si los objetivos son otros, habrá que modificar los esquemas.

En el caso de padecer una enfermedad cardiaca, síntomas extraños en el pecho o falta de aire, o en el caso de las personas con diabetes que usan insulina o medicamentos que pueden bajar mucho su glucosa, es esencial el monitoreo de glucosa para evitar y corregir las hipoglucemias a tiempo. Es aconsejable acudir a consulta médica para ajustar sus medicamentos o tomar medidas preventivas sobre estas consecuencias.

Recuerda que la normalización del tejido graso te ayudará a evitar que la diabetes regrese.

¿Y LOS RIÑONES QUÉ TIENEN QUE VER?

¿Sabías que los riñones producen glucosa? A este proceso se le conoce como *gluconeogénesis* y es particularmente activado cuando comemos y lo hacen hasta por un periodo promedio de cuatro horas. Esto sucede porque al comer, se eleva la insulina mediante el efecto incretina y esto detiene la producción de glucosa por parte del hígado y los riñones funcionan en dirección contraria al hígado por así decirlo: cuando el hígado produce glucosa, los riñones no lo hacen y viceversa. En las personas con diabetes, sus riñones producen glucosa de forma exagerada y por más tiempo que en situaciones normales. Estos órganos son extremadamente maravillosos y tienen una amplia gama de funciones de las cuales no hablaremos en este espacio, nos centraremos en cómo intervienen en el metabolismo de la glucosa.

En segundo lugar, los riñones se encargan de eliminar la glucosa en exceso a través de la orina. Cuando la glucosa en sangre es superior a 180 mg/dL , los riñones detectan este umbral y comienzan a sacar azúcar por la orina. Por eso un síntoma cardinal de la diabetes es la *poliuria* o bien, el aumento en la frecuencia y volumen urinario; cuando esta elevación de la glucosa se da crónicamente, este umbral genera cierta resistencia y hace que los riñones ya no respondan a este mecanismo. Si esto sucede, los riñones activan este mecanismo solo si la glucosa en sangre es superior a 220 mg/dL o incluso hasta 240 mg/dL. El umbral renal de la glucosa aumenta, esta adaptación es una ventaja hasta cierto punto porque así la persona con diabetes descontrolada disminuye la frecuencia urinaria evitando una deshidratación. El inconveniente es que disminuye la eficacia de un sistema que tiene el organismo de bajar la glucosa.

Normalizar la producción de glucosa renal postprandial y recuperar el umbral renal de glucosa es posible si mantenemos la remisión total por al menos seis meses. Este tiempo es suficiente para restaurar la gluconeogénesis renal a niveles fisiológicos, lo cual se puede observar con una disminución en la magnitud de los picos de glucosa después de comer. El revertir el umbral renal de glucosa implica menor hiperglucemia crónica.

Otro punto importante que contribuye a la normalización de la gluconeogénesis renal es procurar un espacio de cuatro horas entra una comida y otra, en lo posible. Cada vez que comemos, el riñón produce glucosa y debemos darle tiempo a que esta acción cese. Algunos pacientes no presentan glucosuria al inicio del proceso, a pesar de tener glucosas muy elevadas y posteriormente se observa que comienzan a eliminar glucosa a través de la orina, aun con niveles más bajos de glucosa. Como verás, la glucosuria no necesariamente es algo malo, puede ser indicativo de que se está recuperando esa función de los riñones.

Estos dos sistemas se ven afectados en caso de insuficiencia renal crónica sobre todo cuando el filtrado glomerular es menor a 30 ml/min.

Frecuentemente bajo esta condición de insuficiencia renal, aunque no se tenga el antecedente de diabetes, la glucosa se mantiene ligeramente por arriba de 100 mg/dL con hemoglobinas glucosiladas entre 5.8 y 6.4%. Si bien es cierto que la hemoglobina glucosilada pierde validez en casos de daño renal avanzado por la anemia que se presenta, sus glucosas promedio por encima de lo normal, a pesar de realizar cambios de alimentación, no logra disminuir del todo. Tener daño renal avanzado dificulta el panorama porque es necesario ajustar la alimentación para reducir las complicaciones metabólicas y disminuir la progresión del daño renal. Sin embargo, estas mismas recomendaciones pueden subir levemente el nivel de glucosa.

Es recomendable acudir a consulta médica en caso de presentar mucha espuma en la orina, tener glucosa en la orina o alteraciones en la creatinina para obtener un diagnóstico y tratamiento acertados. La nefropatía diabética es una complicación que se debe vigilar con cierta periodicidad para prevenir y tratar a tiempo, en caso de que se presente. La diabetes no es la culpable de todo. Puede ser otra enfermedad que cause complicaciones en los riñones o bien coexistir con la diabetes tipo 2.

Desafortunadamente, no hay hasta el día de hoy un estudio que mida de forma directa y con precisión si el umbral renal de glucosa o la gluconeogénesis renal ya se reestablecieron por completo. Aun así, contamos con parámetros indirectos que complementan la situación clínica de cada paciente para aproximarnos en buena medida a conocer cómo funcionan estos mecanismos. Esperamos en el futuro tener disponibles otras mediciones para mejorar los tratamientos del control de la glucosa.

¿QUÉ SIGUE DESPUÉS DE LA REMISIÓN TOTAL?

Llegar a la remisión total y haberse mantenido así seis meses, es todo una proeza que cada día más personas logran afortunadamente. Esta situación trae numerosas ventajas que no quedan claras para las personas que lo logran ni para el sistema médico actual, por ejemplo:

- No necesitas medicamentos ni insulina para regular tu glucosa.
- Exento de complicaciones crónicas de la diabetes.
- Mayor flexibilidad en tu rutina sin problemas de glucosa.
- Reducción drástica de riesgo cardiovascular.
- Activación de genes de longevidad.
- Resiliencia: mayor capacidad para soportar enfermedades graves, accidentes o cirugías mayores.
- Neuroprotección: reduce el riesgo de presentar deterioro cognitivo o demencia.

Los cambios que se han tenido que implementar para lograr estas metas de control metabólico muy probablemente sean duraderas siempre y cuando tu rutina creada haya sido sostenible desde el inicio. Cuando es así, los cambios de hábitos se generan en niveles cerebrales más profundos. Además, las personas se sienten tan bien que deciden no abandonar estos hábitos; o bien, quienes refieren no percibir gran diferencia por sí mismos, reciben comentarios de las personas que los rodean diciéndoles "¡qué bien te ves!", "¿qué estás haciendo que te ves diferente?" o "yo también quiero hacer esa dieta".

La diabetes tipo 2 puede volver a presentarse si se retoman los hábitos alimenticios anteriores: con escasa fibra vegetal, muy alto en carbohidratos refinados, poco ayuno intermitente y falta de micronutrientes. La meta final es mantener un estilo de vida saludable sin que cueste esfuerzo. Esto significa aceptar que la persona que eres ahora sin diabetes es totalmente diferente a la de antes. Se dice a menudo que somos lo que comemos. En cierto sentido, los cambios de alimentación han modificado tus creencias, tus emociones, algunas conductas y hasta tu composición corporal. Esto sin mencionar los efectos no visibles como las modificaciones epigenéticas o en tu microbiota intestinal. Los cambios han sido de forma lenta y gradual que apenas has tenido tiempo de notarlo. Si pudieras viajar al pasado y verte a ti mismo, observarías que no eres la misma persona. Para mantener estos cambios sin que requiera algún esfuerzo necesitas alinear tus hábitos con tus creencias y con quién quieres ser, así podrás mantener estas rutinas saludables casi por el resto de tu vida y no tendrás que preocuparte por la diabetes tipo 2.

A pesar de todo lo que uno puede comprometerse con su salud, la vida nos da algunas sorpresas. El futuro es incierto y no sabemos si nuestra salud se verá afectada de alguna forma inesperada. Lo que sí tenemos garantizado es que al menos no enfermaremos por medio de un mal estilo de vida y que en caso de presentar alguna otra condición no anticipada, nuestro organismo estará más fuerte para hacer frente a esa adversidad.

Lo que usualmente se recomienda a las personas en remisión total es un chequeo cada seis meses por al menos un año y si todo está bien en este tiempo, se podría espaciar el seguimiento a una vez al año. Si se presentan algunas complicaciones no reversibles por la diabetes, quizá sea necesario consultar con mayor frecuencia. Revertir la diabetes tipo 2 ayuda enormemente a prevenir y tratar algunas de sus complicaciones, pero lamentablemente algunos pacientes presentan problemas que han cruzado un punto de no retorno en el cual necesitan un tratamiento de por vida. Es recomendable acudir a revisión médica en cualquier momento en caso de presentar algo fuera de lo normal.

Los estudios recomendados de revisión semestral o anual deben de incluir al menos glucosa en ayuno, hemoglobina glucosilada, insulina en suero, perfil de lípidos, creatinina, proteína C reactiva, nivel de vitamina D y examen general de orina. En algunos casos podría ser necesario agregar más estudios de acuerdo con las complicaciones que tengan o debido alguna otra particularidad de su estado de salud.

El uso de sensores de glucosa para un monitoreo continuo para la diabetes tipo 2 es una herramienta que tiene su utilidad, aunque no es un estudio de laboratorio como tal. La idea es que estos dispositivos nos brinden información acerca del metabolismo de la glucosa para tomar decisiones y cambiar nuestras rutinas. La intención es no crear dependencia de estos sensores, es decir, si hemos llegado a la remisión total, no necesitamos medir la glucosa en todo momento. Aprender a soltar esta costumbre es parte del proceso.

No me malinterpretes, no estoy recomendando dejar de medir la glucosa por completo. El mensaje es que en algún punto necesitas aceptar que la glucosa está bien controlada y dejar de medirte de manera obsesiva. Aprender a fluir y retomar tu vida cuidándote como has aprendido en este libro, sin excesos ni obsesiones, es parte del proceso.

La actualización continua es fundamental en el contexto del manejo de enfermedades crónicas como la diabetes, así como en la atención médica en general. Los avances en medicina, tecnología y las mejores prácticas para el manejo de condiciones de salud evolucionan constantemente. Esta actualización continua permitirá mejorar tus cuidados de la salud, basados en la mejor evidencia disponible.

Algunas personas encuentran la motivación para seguirse cuidando en algunas comunidades o grupos de apoyo, en línea o presencial. Sentirte identificado con los problemas de los demás y tener la sensación de que no estás solo en esta batalla son una de tantas opciones para mantenernos en aprendizaje continuo y conectar con nuestra salud al permanecer consciente de ello.

El uso de nuevas tecnologías, como la inteligencia artificial, los análisis genómicos, los dispositivos de monitoreo continuo de glucosa y las aplicaciones móviles, están revolucionando el diagnóstico y tratamiento de enfermedades. Las personas que se mantienen actualizadas son capaces de incorporar estas herramientas innovadoras en su práctica diaria. Sin una actualización constante no es posible apoyarse de herramientas como los monitores de glucosa continuos, medicamentos nuevos, nuevos efectos descubiertos de los medicamentos o pruebas de laboratorio innovadoras.

Por no decir de los descubrimientos en alimentación, ayuno intermitente, autofagia y comprensión más profunda de la diabetes tipo 2 y el síndrome metabólico.

La medicina avanza a un ritmo vertiginoso. Se dice que el conocimiento médico se duplica cada diez años. Es decir, es muy posible que muchas cosas que tomamos como buenas prácticas de salud, dejen de ser válidas en un futuro no muy lejano. Esto no significa que hoy estemos totalmente equivocados, sino que el conocimiento humano está en un proceso de mejora continua y nos tenemos que subir a este barco para no quedarnos en el camino. Afortunadamente vivimos en la era de la tecnología de la comunicación, tenemos acceso a internet, videos, artículos, cursos, consultas en línea, grupos, comunidades, libros y una larga lista de recursos para seguir aprendiendo.

Tercera parte

GILBERTO

Gilberto es un señor de 39 años, diagnosticado con diabetes tipo 2 hace dos años. Vive en la ciudad de Tijuana, México. Le diagnosticaron la enfermedad porque sentía mucha sed, bajó de peso de forma inexplicable y orinaba mucho por la noche, así que decidió hacerse estudios de laboratorio y acudir a consulta. El doctor con especialidad en endocrinología vio sus estudios, tenía la glucosa en 139 mg/dL con una hemoglobina glucosilada en 6.7%, le dijo que era diabético, que se cuidara mucho los pies y le prescribió Rybelsus. Y, antes de salir, le dio una tarjeta de cliente frecuente para que le dieran descuento en el medicamento en sus próximas compras.

Tal fue su decepción por escuchar este diagnóstico, la falta de empatía del doctor y con un millón de preguntas, dudas e inquietudes acerca de este padecimiento, el señor Gilberto lo confiesa en su primera consulta conmigo, que hasta pensó en el suicidio. Decide no darse por vencido y pedir una segunda, tercera y hasta décima opinión, hasta que se le recomendó realizar los cambios de alimentación y ayuno intermitente; obviamente dejo de tomar el medicamento desde su primera consulta y en un lapso de tres meses llegó a la remisión total. En seis meses fue dado de alta con consultas semestrales de seguimiento con estudios de laboratorio.

A pesar de la tremenda mejoría en tan poco tiempo y no tener complicaciones, el señor Gilberto seguía diciendo a donde fuera que era diabético, se media la glucosa a cada rato y desarrolló una fobia a los carbohidratos. Lo que había empezado para mejorar su salud le sirvió en su momento, pero ahora habiendo resuelto los problemas metabólicos, esos mismos cuidados lo estaban enfermando mentalmente. Es entendible que cueste trabajo creer que la diabetes esté erradicada porque supuestamente es crónica e incurable, además todos los médicos a los que visitó antes de mi le decían lo mismo, que no se le iba a quitar.

Se le recomendó lo más sencillo, pero a la vez, lo más difícil de hacer, vivir como si no tuviera diabetes, pero cuidando su alimentación y practicando el ayuno. La confrontación, como lo llaman los psicólogos, o "tomar el toro por los cuernos" como decimos coloquialmente, es la mejor técnica para eliminar la etiqueta mental de diabético y perderle miedo a la comida. Evidentemente, como todo proceso, es poco a poco. El señor Gilberto comenzó midiéndose la glucosa una vez al día únicamente y empezó a comer fruta que había eliminado por la cuestión de los carbohidratos.

Después de unos meses, ya solo se media la glucosa una vez por semana, había integrado más carbohidratos complejos en pequeñas cantidades a su dieta y ya no se refería a sí mismo como diabético. Aprendió a disfrutar de la comida en ocasiones especiales y hoy en día menciona que se revisa la glucosa una vez al mes, casi por curiosidad. Eso sí, sus citas de seguimiento no se las pierde con los análisis que se le recomienda, en los cuales sale en valores normales. El señor Gilberto revirtió la diabetes por completo, retomó el control de su vida, perdió el miedo a comer y eliminó la etiqueta mental de ser diabético.

¿Qué hacer con los medicamentos?

La remisión de la diabetes consiste en lograr un buen control metabólico con menos medicamentos o insulinas. En esta definición va implícita la cuestión de disminuir o suspender por completo la medicación de acuerdo con los resultados obtenidos. Sorprendemente, cuando una persona mejora su alimentación y practica el ayuno intermitente de forma correcta, necesita menos medicamentos para tener buena salud. Los medicamentos no son malos, tienen sus bondades, aunque honestamente los médicos a veces abusamos de ellos. Utilizar medicamentos para el tratamiento de las enfermedades crónicas puede ser visto como una herramienta auxiliar para compensar algo que el cuerpo no puede porque ha perdido esa capacidad, ya sea temporal o permanentemente. Durante el proceso de reversión de la diabetes, ocurre una regeneración celular mediante la activación de la autofagia y esas capacidades comienzan a reactivarse, por lo que es esperado que necesites menos ayuda de medicamentos para tener una mejor salud metabólica.

La forma de tomar los medicamentos para la diabetes depende del tipo de diabetes que tengas (tipo 1 o tipo 2), de los medicamentos específicos que te hayan recetado, y de tu estado de salud en general. Es fundamental seguir las instrucciones de tu médico o farmacéutico, pero aquí hablaremos sobre recomendaciones generales y lo que puedes esperar de este proceso.

Ten en cuenta la importancia de acudir con tu médico tratante para mejorar la toma de decisiones en cuanto a tus medicinas. Entiendo que será complicado encontrar doctores dispuestos a reducir la medicación porque para eso estamos entrenados, no en vano cargamos un recetario para prescribir pastillas. Comprende la renuencia de tu médico tratante de no retirarte medicamento a pesar de los avances que estés logrando.

Afortunadamente, cada vez hay más médicos actualizados con mentalidad abierta a los nuevos avances de la medicina y dispuestos a transitar contigo este camino. Sea lo que decidas hacer con tus medicamentos, no te precipites. No quites todo el medicamento de golpe ni hagas ajustes bruscos de las dosis. Avanza poco a poco y siempre guiado por lo que dice tu cuerpo y tus exámenes de laboratorio.

Como norma general, toda la comunidad médica te dirá lo siguiente:

1. **Sigue siempre las indicaciones médicas**: es importante tomar los medicamentos exactamente como te lo ha indicado tu médico. No cambies la dosis ni la frecuencia sin consultar con él primero.
2. **No omitas dosis**: si te olvidas de tomar un medicamento, sigue las recomendaciones de tu médico o farmacéutico sobre qué hacer en caso de omisión. Algunas veces puede ser necesario tomar la dosis olvidada de inmediato, mientras que otras veces puede ser mejor esperar hasta la siguiente dosis.
3. **Monitoreo de glucosa**: especialmente cuando estás tomando insulina o medicamentos que afectan los niveles de glucosa, es esencial que te monitorees regularmente para evitar tanto la hipoglucemia (bajos niveles de azúcar) como la hiperglucemia (altos niveles de azúcar).
4. **Alimentación y ejercicio**: algunos medicamentos para la diabetes dependen de la alimentación y la actividad física para ser más efectivos. Por ejemplo, las sulfonilureas y la insulina pueden aumentar el riesgo de hipoglucemia si no comes lo suficiente. Habla con tu médico sobre cómo ajustar la medicación en función de tus hábitos alimenticios y de ejercicio.
5. **Efectos secundarios**: estar al tanto de los posibles efectos secundarios de los medicamentos y cómo manejarlos es importante. Si experimentas reacciones adversas, como mareos, náuseas, o síntomas graves, contacta a tu médico inmediatamente.

Esto es completamente cierto. Pero no estamos escribiendo este libro para recomendar lo mismo que los demás, sino para trazar un nuevo camino con un método distinto para tratar la diabetes tipo 2.

La primera recomendación es disminuir o quizá hasta suspender los medicamentos pertenecientes al grupo de sulfonilureas como la Glibenclamida, Glipizida, Glimepirida o Gliburida. Estos medicamentos tienen el riesgo más alto de hipoglucemia, y como vas a reducir los carbohidratos de la alimentación y pasar cierto número de horas sin comer, el riesgo aumenta considerablemente. Si estás teniendo hipoglucemias constantemente, suspende estos medicamentos sin dudarlo y consulta con tu médico esta situación. La hipoglucemia es por mucho más mortal que la hiperglucemia. Otra alternativa podría ser disminuir la dosis a la mitad y esperar tres semanas a ver cómo se comporta tu nivel de glucosa para hacer un nuevo ajuste. En caso de realizar ayunos largos (más de 16 horas), te aconsejaría no tomar estos medicamentos durante este periodo. Estos medicamentos tienen el inconveniente de que disminuyen tu reserva pancreática, específicamente acaban con las células beta, las que producen insulina. Esto se interpone en el proceso de reversión y, además, causan acumulación de grasa y aumento de peso que complicarán aún más el camino.

El resto de los medicamentos siguen una pauta muy similar ya que el riesgo de hipoglucemia en realidad es muy bajo. La recomendación general es disminuir el 50% de dosis los días que se practiquen ayunos largos. Así mismo, si comienzas a notar glucosas por debajo de 80 mg/dL en ayuno o durante el día, considera disminuir un poco más el medicamento. Es importante que compruebes que efectivamente vas por buen camino con una hemoglobina glucosilada.

Dependiendo del contexto de cada uno, es conveniente retirar algunos medicamentos antes que otros, pero esto únicamente lo puedes saber mediante una consulta médica formal porque hay que tomar en cuenta muchas variables para tomar una buena decisión.

Si algún medicamento te está generando muchos efectos secundarios, empieza reduciendo estos primero. Te aconsejo esperar a que tu glucosa en ayuno sea menor a 130 mg/dL y una hemoglobina glucosilada de 7% o menos para disminuir medicamentos. Es cierto que hay pacientes que suspenden todo el medicamento teniendo glucosas extremadamente altas y les va muy bien con el tratamiento, pero esto requiere una vigilancia médica estrecha. Si tienes acceso a esto, podrías intentarlo siempre y cuando tengas el visto bueno de tu doctor de cabecera.

Si después de tres semanas de reducir dosis, tus glucosas se mantienen igual de bien que antes o incluso mejor, puedes continuar disminuyendo otro 50% más a las dosis y seguir tu monitoreo. Si vas a modificar medicamentos, asegúrate de revisarte la glucosa y de estar vigilado medicamente. Puedes hacerlo por ti mismo, al fin y al cabo, es tu cuerpo, pero no te lo recomiendo.

Finalmente, habrá algunos medicamentos que conviene seguir tomando a pesar de haber normalizado la glucosa. Por ejemplo, los medicamentos como Empaglifozina y sus primos, ayudan a proteger el riñón, o el Ozempic y sus hermanos, ayudan con la pérdida de peso. Este tipo de medicamentos los puede tomar incluso una persona que no tenga diabetes ni problemas de glucosa. Por eso insistimos en tener la opinión de un profesional sobre el tratamiento que estás llevando porque muy probablemente ellos puedan ver algo que tú no estás viendo.

¿Qué hacer con la insulina?

La insulina es una hormona esencial para el control de los niveles de glucosa (azúcar) en la sangre, y su uso es fundamental en el tratamiento de diabetes, especialmente en la tipo 1 y en ciertos casos de la tipo 2. En condiciones normales, el cuerpo produce insulina de manera natural en el páncreas, pero en personas con diabetes tipo 2, esta producción o acción se ve afectada. Hablaremos primero de la insulina basal o lenta.

Algunas recomendaciones generales sobre el uso de insulina son:

- **Monitoreo constante de los niveles de glucosa**: es fundamental medir regularmente los niveles de glucosa en sangre para ajustar la dosis de insulina y evitar tanto la hipoglucemia como la hiperglucemia.
- **Rotación de los sitios de inyección**: cambiar el lugar donde te inyectas la insulina (por ejemplo, el abdomen, los muslos o la parte superior del brazo) puede ayudar a evitar la irritación de la piel y la formación de bultos.
- **Alimentación adecuada**: es importante seguir una dieta balanceada para evitar fluctuaciones extremas en los niveles de glucosa. La insulina debe ajustarse según la cantidad de carbohidratos que consumas.
- **Consistencia en la administración**: trata de administrar la insulina siempre a la misma hora del día y siguiendo las indicaciones de tu médico para maximizar su efectividad.

Aclarando que en la diabetes tipo 2 pueden suceder dos escenarios distintos en cuestión del tratamiento con insulina, se use o no se use esta inyección. En las primeras etapas de la enfermedad, el páncreas aún produce insulina, pero las células del cuerpo se vuelven resistentes a ella.

En el contexto de resistencia a la insulina, se puede disminuir las dosis de forma paulatina sin tener rebote en los niveles de glucosa, si se lleva de forma adecuada la alimentación y el ayuno intermitente. Sin embargo, con el tiempo y si esa diabetes persiste muy descontrolada, el páncreas puede perder la capacidad de producir suficiente insulina, y muchas personas con diabetes tipo 2 necesitarán comenzar a usar insulina. A esto se le conoce como agotamiento pancreático y lo característico es observar un nivel de péptido C disminuido.

Si la persona cursa con agotamiento pancreático y ya usa insulina, muy posiblemente no sea el mejor momento de suspender o disminuir su uso. En el caso de que la persona no use insulina, pero tiene sus niveles de glucosa muy elevados y además tiene un agotamiento pancreático, habría que considerar el uso temporal de insulina porque su páncreas no la está produciendo. El agotamiento pancreático es reversible, pero requiere de más disciplina, constancia y tiempo llevando una buena alimentación, practicando ayuno intermitente y mejorando la calidad del sueño. En algún punto, ese páncreas recupera función detectada mediante elevaciones del péptido C y cuando eso suceda, entonces es viable la disminución de las unidades de insulina.

Similar a lo que ocurre con los medicamentos orales, quizá sea recomendable disminuir las dosis un 25% o hasta un 50% los días que se realicen ayunos largos. Si al cambiar la dieta presentas hipoglucemias, se aconseja disminuir la dosis de insulina lenta de dos a cinco unidades y continuar su monitoreo de glucosa. Puede disminuir de dos a cuatro unidades de insulina si la glucosa en ayuno es menor a 100 mg y tiene una hemoglobina glucosilada menor a 6.5%, de lo contrario recomendaría esperar y ajustar su alimentación. En algunos casos, la disminución de insulina puede ser más agresiva siempre y cuando tengan un seguimiento médico apropiado durante este proceso. Si las glucosas aumentan en promedio más de 15 mg/dL al reducir la insulina, quizá sea conveniente regresar a la dosis anterior y revisar qué áreas del proceso de reversión puede mejorar aún más.

Por otro lado, el uso de insulina rápida en la diabetes tipo 2 tiene como objetivo evitar que la glucosa suba demasiado después de comer. Esto es muy controversial puesto que gracias al uso de sensores para el monitoreo continuo de glucosa se sabe que todas las personas tienen picos de glucosa, con o sin diabetes, y no se recomienda usar insulina rápida para mitigar estos picos, a menos de que tengas diabetes. Esto va a depender principalmente del péptido C y qué tan extremos sean los picos de glucosa.

Se espera que, durante el proceso, esas elevaciones postprandiales sean cada vez menos intensas y frecuentes. No existe una medida clara que nos oriente sobre en qué momento es recomendado suspender la insulina rápida. Para tomar una buena decisión, consulta con tu médico tratante y observa la magnitud de los picos de glucosa en el tiempo conforme vayas cambiando tu dieta y practicando el ayuno intermitente.

Monitorea tu progreso

La única forma de saber cómo va tu glucosa es midiéndola. Ya sea que utilices un glucómetro, sensor de glucosa, o estudios de laboratorio (glucosa en ayuno y hemoglobina glucosilada) es crucial que no lo dejes de hacer.

Si se utiliza insulina quizá sea conveniente medir la glucosa varias veces al día en diferentes momentos para identificar en qué momento es conveniente reducir dosis de insulina y hacer los ajustes pertinentes. Si únicamente tomas medicamentos y no usas insulina, el chequeo con el glucómetro una vez al día en diferentes momentos o tres veces por semana puede funcionar muy bien, finalmente no vas a ajustar la dosis de los medicamentos todos los días, en cambio, sí pudiera ayudarte, sin tener acceso a un sensor, el medir la glucosa en tiempos variables después de comer para detectar qué alimento genera un pico.

Parte del seguimiento y para comprobar el proceso de reversión de la diabetes, sería importante medir la hemoglobina glucosilada cada dos o tres meses. Este parámetro es clave, a menos de que tengas alguna condición en la cual pierda validez este número.

Aprender a escuchar a tu cuerpo es de vital importancia. La finalidad de revertir la diabetes en realidad no es bajar tu glucosa, sino obtener un bienestar. Una persona con salud metabólica tiene como consecuencia, niveles normales de glucosa. Presta atención a los cambios de tu organismo, intuye la señales de hambre y saciedad, identifica cómo se siente tu cuerpo al tener elevación repentina de la glucosa y cómo te sienta el ayuno intermitente.

¿POR QUÉ NO TE BAJA LA GLUCOSA?

Existen diferentes razones que, de forma aislada o en combinación, impiden que los niveles disminuyan.

- Diagnóstico incorrecto
- Mala alimentación
- Ayuno inadecuado
- Picos de glucosa
- Hígado graso
- Acumulación masiva de glucosa en el cuerpo
- Desequilibrio del cortisol
- Baja producción de insulina por el páncreas
- Alteraciones del ciclo circadiano (cronodisrupción)
- Problemas crónicos del sueño
- Trastornos emocionales
- Inflamación crónica
- Otros

Por fortuna, existe una amplia gama de análisis que puedes realizar y revisar con tu médico de cabecera para encontrar la o las razones por las que esos niveles de azúcar siguen igualmente altos.

Preguntas y dudas frecuentes

¿Qué es revertir la diabetes?

Significa detener la progresión de la enfermedad y erradicarla corrigiendo los problemas que alteran el metabolismo de la glucosa; la remisión puede ser parcial o total, cuando esto se logra, es posible tener niveles normales de glucosa o casi normales sin medicamentos o con poca medicación.

¿Cómo se mide la función pancreática?

El páncreas produce varias hormonas, enzimas digestivas y otras proteínas para las cuales existen diferentes estudios; sin embargo, es posible medir la producción de insulina a través de un péptido C en suero. Esta es una muestra de sangre preferentemente con un ayuno de ocho a doce horas.

¿Quiénes no pueden hacer ayuno?

El ayuno puede tener efectos diferentes en las personas y no todos deben intentar ayunar. Hay ciertas condiciones de salud en las que el ayuno podría ser riesgoso o no recomendable. A continuación, te explico quiénes no deben hacer ayuno o deben hacerlo solo bajo estricta supervisión médica en el entendido de que hablamos de los ayunos mayores a 16 horas:

- Personas con diabetes mellitus tipo 1
- Embarazadas o en periodo de lactancia
- Trastornos alimentarios como anorexia nerviosa, bulimia o trastorno por atracón
- Pacientes con enfermedades muy graves y avanzadas
- Bebés, niños y adolescentes en crecimiento
- Problemas de salud mental graves
- En recuperación de una infección muy grave, de un accidente o cirugía mayor
- Estar bajo algún tratamiento médico intensivo
- Hipoglucemias recurrentes refractarias al tratamiento
- Baja expectativa de vida a corto plazo
- Personas en tratamientos paliativos

¿Qué pasa si pierdo mucho músculo?

La pérdida de músculo no debería suceder, con la alimentación baja en carbohidratos bien balanceada, el ayuno intermitente correcto y ejercicio de resistencia moderado. Si esto ocurre, habrá que revisar qué corregir. Es posible que no sea derivado del proceso de revertir la diabetes sino como consecuencia de otro problema de salud.

¿En cuánto tiempo se revierte la diabetes?

En promedio toma alrededor de tres meses en llegar a la remisión parcial y seis meses para la remisión total. Esto es muy variable dependiendo de cada caso y del apego que tenga la persona con su nuevo estilo de vida.

¿La dieta es de por vida?

La necesidad de seguir una dieta de por vida depende del tipo de afección y del enfoque que sigas para controlar tu salud. En el caso de la diabetes, la respuesta es generalmente sí y no. No es una dieta, es un estilo de vida, es comprometerse con la salud comiendo saludable la mayor parte del tiempo, tampoco tenemos que ser perfectos en este rubro. No significa necesariamente que debas hacer una dieta estricta o extremadamente restrictiva, sino más bien adoptar hábitos alimenticios saludables y sostenibles que te ayuden a mantener el control de tu enfermedad y a prevenir complicaciones.

¿El ayuno es de por vida?

El ayuno no necesariamente es de por vida para todas las personas. Depende de los objetivos de salud y las condiciones médicas individuales; sin embargo, hay algunos casos en los que el ayuno puede ser una práctica habitual o a largo plazo para algunas personas, siempre bajo supervisión médica.

¿Qué pasa con la espuma en la orina?

La espuma en la orina puede ser una señal de varios problemas de salud y es importante prestar atención a este síntoma.

Si notas que tu orina tiene espuma o burbujas de forma constante, puede ser una indicación de algún problema renal, en la vía urinaria o de otra índole. Te recomiendo hacerte un examen general de orina y acudir a consulta para una adecuada interpretación del resultado.

¿Se me va a quitar la neuropatía?

La neuropatía diabética es una complicación común de la diabetes que afecta los nervios del cuerpo debido a los niveles elevados de glucosa en sangre durante un periodo prolongado. La neuropatía diabética se puede "quitar" o curar por completo en la gran mayoría de casos, pero en algunos no es posible. Los síntomas de neuropatía se pueden controlar y manejar con un tratamiento adecuado para mejorar la calidad de vida.

Me da miedo quitar medicamento, ¿qué hago?

Si tienes duda, mejor pide una segunda opinión con un especialista en el tema para tomar la mejor decisión posible. No te apresures a dejar los medicamentos. Avanza despacio, no hagas cambios drásticos.

Si dejo los medicamentos, ¿la glucosa se me va a subir?

Si las causas que originaron la diabetes están corregidas o en proceso de solucionarse, la glucosa no tiene que subir al suspender medicamentos. En cambio, si los problemas de fondo aún persisten, es posible que notes una elevación de la glucosa al reducir o suspender medicamentos.

No puedo hacer los ayunos porque me da mucha hambre, ¿qué hago?

Sentir mucha hambre de manera frecuente puede tener varias causas, algunas de las cuales son temporales y otras pueden estar relacionadas con problemas de salud subyacentes. Lo más frecuente es que uno coma por estrés o ansiedad. Pero también puede deberse a alguna de las siguientes razones:

- Picos de glucosa o demasiada variabilidad glucémica
- Ingerir alimentos con bajo valor nutricional

- Dieta alta en carbohidratos refinados
- Estrés o ansiedad
- Problemas de sueño
- Desnutrición o falta de nutrientes
- Medicamentos
- Problemas hormonales (tiroides, ovarios, otros)
- Ejercicio excesivo
- Deshidratación

Conclusión y despedida

Gracias por haberte tomado el tiempo de leer esta obra que es el resultado de años de estudio y de experiencias sobre las enfermedades crónicas como la diabetes tipo 2. Después de tantas vivencias agradables y algunas tristes, se entiende que la salud es un proceso activo que todos damos por garantizado hasta que la perdemos. Algunas veces la juventud crea la ilusión de que nada nos daña porque el cuerpo es muy resistente, pero con el tiempo, el organismo cobra su factura.

En la historia de la humanidad, la esperanza de vida nunca había descendido como hasta hoy, a la fecha de escribir este libro. De pasar de una sobrevida de 30 años, aumentar gradualmente gracias al avance de la medicina y de otras revoluciones científicas, la gente puede vivir hasta los 85 años. Por un momento parecía que este número iba a continuar su incremento hasta que llegó el estilo de vida actual que puso un alto a este frenesí. Un estilo de vida que genera las enfermedades crónicas, ¿quién lo iba a pensar?

Existe una conexión común entre las enfermedades crónicas que se llama resistencia a la insulina derivada de nuestro modus vivendi y que, además, genera otras complicaciones no consideradas en la definición clásica del síndrome metabólico. La perspectiva del panorama completo tiene que cambiar, no podemos seguir aplicando la misma filosofía médica porque vivimos en un mundo completamente distinto en comparación con hace 20 o 30 años. La gente come y trabaja diferente, la movilidad y la comida son diferentes, las familias son diferentes, todo es diferente, excepto la medicina. Como resultado tenemos una pandemia de enfermedades crónicas. Y queremos seguir haciendo lo mismo: tratar enfermedades reversibles con pastillas.

Por fin logro entender lo que quiso decirme un cardiólogo en una ocasión durante mi tercer año de especialidad cuando le pregunté: "doctor, ¿cuál anticoagulante es mejor?", y me contestó: "eres muy joven para saberlo". En ese momento me sentí muy enojado y frustrado porque pensé que no había querido compartir su conocimiento con un simple residente como yo, pero ahora entiendo lo que quiso decirme. Era muy joven para entenderlo, pero ahora mi comprensión del mundo es distinta, ahora entiendo que hay fuerzas que mueven este mundo con influencia en todas las áreas, incluyendo la salud y que están por encima del bienestar de la gente. Pero existe algo que estas fuerzas ni la inteligencia artificial podrán superar: el ser humano.

Estamos cableados para sentir emociones, las nuestras y las de los demás. Esto es ser humano. Si cultivamos nuestros valores como personas, sentir empatía frente a alguien que tiene un problema de salud, es de lo más natural, y más si se estudia medicina; de este modo se incentiva un genuino deseo de aprender y ayudar a los demás. Existen en este mundo personas muy valiosas que hacen que nuestra vida sea mejor con su trabajo, sin pedir nada a cambio. Muchas de ellas ni siquiera logramos conocer en persona; las redes sociales y el internet 2.0 ha hecho posible esta realidad que ha beneficiado a todos porque ahora las opiniones viajan a la velocidad de la luz, literalmente.

Solo cuestionando lo que se nos enseña podemos continuar el proceso de mejora continua, no hay de otra. No hablamos de refutar todas las opiniones sin argumentos y sin hacer uso de razón, sino de considerar el problema desde otros ángulos, analizando los datos disponibles y dejando la puerta abierta a cambiar de filosofía. Debatiblemente existen las verdades absolutas, lo que pensamos que es verdadero, se puede pulir en una mejor versión para que se acerque unos milímetros más a la verdad absoluta. Este libro quizá no sea perfecto, pero al menos estoy seguro de que le ayudará a muchas personas a retomar el control de su vida tras un diagnóstico de diabetes. Quisiera también extender la invitación a poner a prueba estas ideas, derrocar aquellas que son equivocadas y mejorar la versión de estas recomendaciones porque solo así, podremos vivir en un mundo sin diabetes.

Referencias

Primera Parte

La diabetes tipo 2 es curable

• Matthew C Riddle, William T Cefalu, Philip H Evans, Hertzel C Gerstein, Michael A Nauck, William K Oh, Amy E Rothberg, Carel W le Roux, Francesco Rubino, Philip Schauer, Roy Taylor, Douglas Twenefour, Consensus Report: Definition and Interpretation of Remission in Type 2 Diabetes, *The Journal of Clinical Endocrinology & Metabolism*, Volume 107, Issue 1, January 2022, Pages 1-9, https://doi.org/10.1210/clinem/dgab585

• Gregg, E.W., Chen, H., Bancks, M.P. et al. Impact of remission from type 2 diabetes on long-term health outcomes: findings from the Look AHEAD study. *Diabetologia* 67, 459–469 (2024). https://doi.org/10.1007/s00125-023-06048-6

• Sarah Steven , Kieren G. Hollingsworth , Ahmad Al-Mrabeh , Leah Avery , Benjamin Aribisala , Muriel Caslake , Roy Taylor; Dieta muy baja en calorías y seis meses de estabilidad del peso en la diabetes tipo 2: cambios fisiopatológicos en pacientes que responden y en pacientes que no responden. *Diabetes Care* 1 de mayo de 2016; 39 (5): 808–815.

• Al-Mrabeh, Ahmad et al. 2-year remission of type 2 diabetes and pancreas morphology: a post-hoc analysis of the DiRECT open-label, cluster-randomised trial. The Lancet Diabetes & Endocrinology, Volume 8, Issue 12, 939-948, 2020.

• Juray, S.; Axen, K.V.; Trasino, S.E. Remission of Type 2 Diabetes with Very Low-Calorie Diets—A Narrative Review. Nutrients 2021, 13, 2086. https://doi.org/10.3390/nu13062086

• Hajira Dambha-Miller, Alexander Day, Ann Louise Kinmonth, Simon J Griffin, Primary care experience and remission of type 2 diabetes: a population-based prospective cohort study, Family Practice, Volume 38, Issue 2, April 2021, Pages 140-145, https://doi.org/10.1093/fampra/cmaa086

• Suleiman, M.; Marselli, L.; Cnop, M.; Eizirik, D.L.; De Luca, C.; Femia, F.R.; Tesi, M.; Del Guerra, S.; Marchetti, P. The Role of Beta Cell Recovery in Type 2 Diabetes Remission. Int. J. Mol. Sci. 2022, 23, 7435. https://doi.org/10.3390/ijms23137435

• Kelly J, Karlsen M, Steinke G. Type 2 Diabetes Remission and Lifestyle Medicine: A Position Statement From the American College of Lifestyle Medicine. *American Journal of Lifestyle Medicine.* 2020;14(4):406-419.

• Kalra, Singal, A. & Lathia, T. What's in a Name? Redefining Type 2 Diabetes Remission. Diabetes Ther 12, 647–654 (2021). https://doi.org/10.1007/s13300-020-00990-z

¿Cómo se diagnostica la diabetes?

• https://diabetes.org/espanol/diagnostico

• American Diabetes Association Professional Practice Committee; 2. Diagnosis and Classification of Diabetes: Standards of Care in Diabetes—2025. *Diabetes Care 1* January 2025; 48 (Supplement_1): S27-S49. https://doi.org/10.2337/dc25-S002

Tipos de diabetes

• Classification and Diagnosis of Diabetes: *Standards of Care in Diabetes-2023*.https://diabetesjournals.org/care/article/46/Supplement_1/S19/148056/2-Classification-and-Diagnosis-of-Diabetes

• Emma Ahlqvist, Rashmi B. Prasad, Leif Groop; Subtypes of Type 2 Diabetes Determined From Clinical Parameters. *Diabetes 1* October 2020; 69 (10): 2086–2093. https://doi.org/10.2337/dbi20-0001

• Herder, C., Roden, M. A novel diabetes typology: towards precision diabetology from pathogenesis to treatment. *Diabetologia* 65, 1770–1781 (2022). https://doi.org/10.1007/s00125-021-05625-x

• Snoek, Frank, Diabetes subtypes and patient-reported outcome. The Lancet Diabetes & Endocrinology, Volume 12, Issue 12, 867-869, 2024.

• Redondo, M.J., Hagopian, W.A., Oram, R. et al. The clinical consequences of heterogeneity within and between different diabetes types. *Diabetologia* 63, 2040–2048 (2020). https://doi.org/10.1007/s00125-020-05211-7

• Gouda, P., Zheng, S., Peters, T. et al. Clinical Phenotypes in Patients With Type 2 Diabetes Mellitus: Characteristics, Cardiovascular Outcomes and Treatment Strategies. *Curr Heart Fail Rep* 18, 253-263 (2021). https://doi.org/10.1007/s11897-021-00527-

La hiperinsulinemia

• Petersen, M. C. & Shulman, G. I. Mechanisms of insulin action and insulin resistance. *Physiol. Rev.* 98, 2133–2223 (2018).

• Laakso, M. & Kuusisto, J. Insulin resistance and hyperglycaemia in cardiovascular disease development. *Nat. Rev. Endocrinol.* 10, 293–302 (2014).

• Bugianesi, E., Moscatiello, S., Ciaravella, M. F. & Marchesini, G. Insulin resistance in nonalcoholic fatty liver disease. *Curr. Pharm. Des.* 16, 1941–1951 (2010).

• Freeman AM, Pennings N. Insulin Resistance. 2021 Jul 10. In: StatPearls Internet. Treasure Island (FL): StatPearls Publishing. PMID: 29939616.

• Michael A. Hill, Yan Yang, Liping Zhang, Zhe Sun, Guanghong Jia, Alan R. Parrish, James R. Sowers, Insulin resistance, cardiovascular stiffening and cardiovascular disease, Metabolism, Volume 119, 2021.

• Maliheh Entezari, Danial Hashemi, Afshin Taheriazam, Amirhossein Zabolian, Shima Mohammadi, Farima Fakhri, Mehrdad Hashemi, Kiavash Hushmandi, Milad Ashrafizadeh, Ali Zarrabi, Yavuz Nuri Ertas, Sepideh Mirzaei, Saeed Samarghandian, AMPK signaling in diabetes mellitus, insulin resistance and diabetic complications: A pre-clinical and clinical investigation, Biomedicine & Pharmacotherapy, Volume 146, 2022

• Mancusi, C., Izzo, R., di Gioia, G. et al. Insulin Resistance the *Hinge Between Hypertension and Type 2 Diabetes. High Blood Press Cardiovasc* Prev 27, 515–526 (2020). https://doi.org/10.1007/s40292-020-00408-8

• Johnson, J.D. On the causal relationships between hyperinsulinaemia, insulin resistance, obesity and dysglycaemia in type 2 diabetes. *Diabetologia* 64, 2138–2146 (2021). https://doi.org/10.1007/s00125-021-05505-4

• Yang, W.; Jiang, W.; Guo, S. Regulation of Macronutrients in Insulin Resistance and Glucose Homeostasis during Type 2 Diabetes Mellitus. *Nutrients* 2023, 15, 4671. https://doi.org/10.3390/nu15214671

¿Por qué tienes diabetes?

• Jasvinder Singh Bhatti, Abhishek Sehrawat, Jayapriya Mishra, Inderpal Singh Sidhu, Umashanker Navik, Naina Khullar, Shashank Kumar, Gurjit Kaur Bhatti, P. Hemachandra Reddy, Oxidative stress in the pathophysiology of type 2 diabetes and related complications: Current therapeutics strategies and future perspectives, Free Radical Biology and Medicine, Volume 184, 2022.

• Joshua Reed, Stephen C Bain & Venkateswarlu Kanamarlapudi. (2024) The Regulation of Metabolic Homeostasis by Incretins and the Metabolic Hormones Produced by Pancreatic Islets. *Diabetes, Metabolic Syndrome and Obesity* 17, 2419-2456.

• Ahmad, Ehtasham et al. Type 2 diabetes. The Lancet, Volume 400, Issue 10365, 1803-1820, 2022.

• Galicia-Garcia, U.; Benito-Vicente, A.; Jebari, S.; Larrea-Sebal, A.; Siddiqi, H.; Uribe, K.B.; Ostolaza, H.; Martín, C. Pathophysiology of Type 2 Diabetes Mellitus. *Int. J. Mol.* Sci. 2020, 21, 6275. https://doi.org/10.3390/ijms21176275

• Leila Ismail, Huned Materwala, Juma Al Kaabi, Association of risk factors with type 2 diabetes: A systematic review, Computational and Structural Biotechnology Journal, Volume 19, 2021, 1759-1785.

¿Para qué usas medicamentos para la diabetes?

• Antea DeMarsilis, Niyoti Reddy, Chrysoula Boutari, Andreas Filippaios, Elliot Sternthal, Niki Katsiki, Christos Mantzoros, Pharmacotherapy of type 2 diabetes: An update and future directions, Metabolism, Volume 137, 2022

• Nelson AJ, O'Brien EC, Kaltenbach LA, et al. Use of Lipid-, Blood Pressure–, and Glucose-Lowering Pharmacotherapy in Patients With Type 2 Diabetes and Atherosclerotic Cardiovascular Disease. *JAMA Netw Open.* 2022;5(2):e2148030. doi:10.1001/jamanetworkopen.2021.48030

Segunda Parte.

Mentalidad

• Schmidt, S.K.; Hemmestad, L.; MacDonald, C.S.; Langberg, H.; Valentiner, L.S. Motivation and Barriers to Maintaining Lifestyle Changes in Patients with Type 2 Diabetes after an Intensive Lifestyle Intervention (The U-TURN Trial): A Longitudinal Qualitative Study. *Int. J. Environ. Res. Public Health* 2020, 17, 7454. https://doi.org/10.3390/ijerph17207454

• Sevild, C.H., Niemiec, C.P., Bru, L.E. et al. Initiation and maintenance of lifestyle changes among participants in a healthy life centre: a qualitative study. *BMC Public Health* 20, 1006 (2020). https://doi.org/10.1186/s12889-020-09111-8

• Maria Younis, Ammar Ahmed butt, Mishal Saleem, Hafsa Ansar, Maham Tariq, Sidra Fazal, & Habib, M. F. (2024). The Effect of Cognitive Behavioral Therapy on Diabetes Distress Score and Glycemic Control in Patients with Type-II Diabetes Mellitus: A Prospective Case-Control Study: CBT Impact on Diabetes Distress and Glycemic Control. *Journal of Health and Rehabilitation Research*, 4(3), 1–6. https://doi.org/10.61919/jhrr.v4i3.1565

• Cardel, M.I., Ross, K.M., Butryn, M. et al. Acceptance-based therapy: the potential to augment behavioral interventions in the treatment of type 2 diabetes. *Nutr. Diabetes* 10, 3 (2020). https://doi.org/10.1038/s41387-020-0106-9

• Nancy A. Nicolson, Madelon L. Peters, Yvo M.C. in den Bosch - Meevissen, Imagining a positive future reduces cortisol response to awakening and reactivity to acute stress, Psychoneuroendocrinology, Volume 116,2020,

• Mai B. Mikkelsen, Gitte Tramm, Robert Zachariae, Claus H. Gravholt, Mia S. O'Toole,A systematic review and meta-analysis of the effect of emotion regulation on cortisol,Comprehensive Psychoneuroendocrinology,Volume 5, 2021,

• José Eduardo and ANGELUCCI BASTIDAS, Luisa. Relación entre depresión y adherencia al tratamiento en diabetes tipo 2, considerando la red de apoyo social, las estrategias de afrontamiento y el sexo. *Rev. Costarric. Psic* [online]. 2021, vol.40, n.2 [cited 2024-12-28], pp.215-242.

• Nanguce López , M., & Sierra Ramírez, J. A. (2024). Funcionalidad familiar y depresión en adultos mayores con diabetes. *Revista Científica De Salud Y Desarrollo Humano* , 5(1), 378–391. https://doi.org/10.61368/r.s.d.h.v5i1.101

• VAZQUEZ MACHADO, Andrés y MUKAMUTARA, Julienne. Depression in patients with diabetes mellitus and its relationship with the glycemic control. *MEDISAN* [online]. 2020, vol.24, n.5 [citado 2024-12-28], pp. 847-860

• Winkley K, Upsher R, Stahl D, Pollard D, Kasera A, Brennan A, Heller S, Ismail K. Psychological interventions to improve self-management of type 1 and type 2 diabetes: a systematic review. Health Technol Assess. 2020 Jun;24(28):1-232. doi: 10.3310/hta24280. PMID: 32568666; PMCID: PMC7336224.

Alimentación

• https://www.amdiabetes.org/post/dietas-bajas-en-carbohidratos-son-recomendables

• Kelly, T.; Unwin, D.; Finucane, F. Low-Carbohydrate Diets in the Management of Obesity and Type 2 Diabetes: A Review from Clinicians Using the Approach in Practice. *Int. J. Environ. Res. Public Health* 2020, 17, 2557. https://doi.org/10.3390/ijerph17072557

• Silverii, G.A., Botarelli, L., Dicembrini, I. *et al.* Low-carbohydrate diets and type 2 diabetes treatment: a meta-analysis of randomized controlled trials. Acta Diabetol 57, 1375–1382 (2020). https://doi.org/10.1007/s00592-020-01568-8

• Zi Yang, Jingyi Mi, Yu Wang, Lamei Xue, Jinxin Liu, Mingcong Fan, Duo Zhang, Li Wang, Haifeng Qian, Yan Li,

• Effects of low-carbohydrate diet and ketogenic diet on glucose and lipid metabolism in type 2 diabetic mice, Nutrition, Volume 89, 2021, 111230,

• Mohamed Rafiullah, Mohthash Musambil, Satish Kumar David, Effect of a very low-carbohydrate ketogenic diet vs recommended diets in patients with type 2 diabetes: a meta-analysis, *Nutrition Reviews*, Volume 80, Issue 3, March 2022, Pages 488–502, https://doi.org/10.1093/nutrit/nuab040

• Landry, M.J., Crimarco, A. & Gardner, C.D. Benefits of Low Carbohydrate Diets: a Settled Question or Still Controversial?. Curr Obes Rep 10, 409–422 (2021). https://doi.org/10.1007/s13679-021-00451-z

• Unwin D, Khalid AA, Unwin J, Crocombe D, Delon C, Martyn K, Golubic R, Ray S. Insights from a general practice service evaluation supporting a lower carbohydrate diet in patients with type 2 diabetes mellitus and prediabetes: a secondary analysis of routine clinic data including HbA1c, weight and prescribing over 6 years. BMJ Nutr Prev Health. 2020 Nov 2;3(2):285-294. doi: 10.1136/bmjnph-2020-000072. PMID: 33521540; PMCID: PMC7841829.

• Chawla, S.; Tessarolo Silva, F.; Amaral Medeiros, S.; Mekary, R.A.; Radenkovic, D. The Effect of Low-Fat and Low-Carbohydrate Diets on Weight Loss and Lipid Levels: A Systematic Review and Meta-Analysis. *Nutrients* 2020, 12, 3774. https://doi.org/10.3390/nu12123774

• Taylor R, Ramachandran A, Yancy W S, Forouhi N G. Nutritional basis of type 2 diabetes remission *BMJ* 2021; 374 :n1449 doi:10.1136/bmj.n1449

• Zaki HA, Iftikhar H, Bashir K, Gad H, Samir Fahmy A, Elmoheen A. A Comparative Study Evaluating the Effectiveness Between Ketogenic and Low-Carbohydrate Diets on Glycemic and Weight Control in Patients With Type 2 Diabetes Mellitus: A Systematic Review and Meta-Analysis. Cureus. 2022 May 31;14(5):e25528. doi: 10.7759/cureus.25528. PMID: 35800806; PMCID: PMC9246466.

• Ouali, Karim & al Ibrahmi, Btihaj & Bouchefra, Said & Bour, Abdellatif. (2024). Micronutrition and diabetes: a new view at prevention and treatment. Italian Journal of Medicine. 18. 10.4081/itjm.2024.1728.

• Samer Younes, The role of micronutrients on the treatment of diabetes, Human, Nutrition & Metabolism, Volume 35, 2024, 200238,

• Ahmad, R.; Shaju, R.; Atfi, A.; Razzaque, M.S. Zinc and Diabetes: A Connection between Micronutrient and Metabolism. Cells 2024, 13, 1359. https://doi.org/10.3390/cells13161359

• ESPEN micronutrietn guidelines

• Ouali, Karim & al Ibrahmi, Btihaj & Bouchefra, Said & Bour, Abdellatif. (2024). Micronutrition and diabetes: a new view at prevention and treatment. Italian Journal of Medicine. 18. 10.4081/itjm.2024.1728.

Ayuno intermitente

• Heitor O Santos, Intermittent fasting in the management of diabetes: a review of glycemic control and safety, Nutrition Reviews, Volume 82, Issue 10, October 2024, Pages 1437–1443, https://doi.org/10.1093/nutrit/nuad132

• Albosta, M., Bakke, J. Intermittent fasting: is there a role in the treatment of diabetes? A review of the literature and guide for primary care physicians. *Clin Diabetes Endocrinol* 7, 3 (2021). https://doi.org/10.1186/s40842-020-00116-1

• Zang, B.-Y.; He, L.-X.; Xue, L. Intermittent Fasting: Potential Bridge of Obesity and Diabetes to Health? *Nutrients* 2022, 14, 981. https://doi.org/10.3390/nu14050981

• Crupi, A.N., Haase, J., Brandhorst, S. et al. Periodic and Intermittent Fasting in Diabetes and Cardiovascular Disease. *Curr Diab* Rep 20, 83 (2020). https://doi.org/10.1007/s11892-020-01362-4

• Emily Borgundvaag, Jessica Mak, Caroline K Kramer, Metabolic Impact of Intermittent Fasting in Patients With Type 2 Diabetes Mellitus: A Systematic Review and Meta-analysis of Interventional Studies, *The Journal of Clinical Endocrinology & Metabolism*, Volume 106, Issue 3, March 2021, Pages 902–911, https://doi.org/10.1210/clinem/dgaa926

• Anna Obermayer, Norbert J. Tripolt, Peter N. Pferschy, Harald Kojzar, Faisal Aziz, Alexander Müller, Markus Schauer, Abderrahim Oulhaj, Felix Aberer, Caren Sourij, Hansjörg Habisch, Tobias Madl, Thomas Pieber, Barbara Obermayer-Pietsch, Vanessa Stadlbauer, Harald Sourij; Efficacy and Safety of Intermittent Fasting in People With Insulin-Treated Type 2 Diabetes (INTERFAST-2)—A Randomized

Controlled Trial. *Diabetes Care* 1 February 2023; 46 (2): 463–468. https://doi.org/10.2337/dc22-1622

• Joaquim, L., Faria, A., Loureiro, H. *et al.* Benefits, mechanisms, and risks of intermittent fasting in metabolic syndrome and type 2 diabetes. *J Physiol Biochem* 78, 295–305 (2022). https://doi.org/10.1007/s13105-021-00839-4

• Nowosad, K., Sujka, M. Effect of Various Types of Intermittent Fasting (IF) on Weight Loss and Improvement of Diabetic Parameters in Human. *Curr Nutr Rep* 10, 146–154 (2021). https://doi.org/10.1007/s13668-021-00353-5

• Ojo TK, Joshua OO, Ogedegbe OJ, Oluwole O, Ademidun A, Jesuyajolu D. Role of Intermittent Fasting in the Management of Prediabetes and Type 2 Diabetes Mellitus. Cureus. 2022 Sep 5;14(9):e28800. doi: 10.7759/cureus.28800. PMID: 36225474; PMCID: PMC9534344.

• Teong, X.T., Liu, K., Vincent, A.D. et al. Intermittent fasting plus early time-restricted eating versus calorie restriction and standard care in adults at risk of type 2 diabetes: a randomized controlled trial. *Nat Med* 29, 963–972 (2023). https://doi.org/10.1038/s41591-023-02287-7

Cortisol

• Favero V, Aresta C, Parazzoli C, Cairoli E, Eller-Vainicher C, Palmieri S, Salcuni AS, Arosio M, Persani L, Scillitani A, Morelli V, Chiodini I. The degree of cortisol secretion is associated with diabetes mellitus and hypertension in patients with nonfunctioning adrenal tumors. Cardiovasc Diabetol. 2023 May 2;22(1):102. doi: 10.1186/s12933-023-01836-1. Erratum in: Cardiovasc Diabetol. 2023 May 29;22(1):127. doi: 10.1186/s12933-023-01863-y. PMID: 37131218; PMCID: PMC10155432.

• Kerstin M Oltmanns, Baerbel Dodt, Bernd Schultes, Hans H Raspe, Ulrich Schweiger, Jan Born, Horst L Fehm, Achim Peters, Cortisol correlates with metabolic disturbances in a population study of type 2 diabetic patients, *European Journal of Endocrinology*, Volume 154, Issue 2, Feb 2006, Pages 325–331

• Ruth A. Hackett, Mika Kivimäki, Meena Kumari, Andrew Steptoe, Diurnal Cortisol Patterns, Future Diabetes, and Impaired Glucose Metabolism in the Whitehall II Cohort Study, *The Journal of Clinical Endocrinology & Metabolism*, Volume 101, Issue 2, 1 February 2016, Pages 619–625,

• Iacopo Chiodini, Guido Adda, Alfredo Scillitani, Francesca Coletti, Valentina Morelli, Sergio Di Lembo, Paolo Epaminonda, Benedetta Masserini, Paolo Beck-Peccoz, Emanuela Orsi, Bruno Ambrosi, Maura Arosio; Cortisol Secretion in Patients With Type 2 Diabetes: Relationship with chronic complications. *Diabetes Care* 1 January 2007; 30 (1): 83–88.

• Salame-Castro, Glaia & Guzmán Saldaña, Rebeca & Castillo-Arreola, Arturo & Pineda, Esael & Paz Bautista, Juan Carlos. (2017). Cortisol, Stress and Diabetes: a Dangerous Relationship. Mexican Journal of Medical Research. 5. 10.29057/mjmr.v5i10.2279.

• Martin H. Lundqvist,1 Maria J. Pereira,1 Kristina Almby, The Journal of Clinical Endocrinology & Metabolism, 2024, 109, e675–e688

• Joseph JJ, Golden SH. Cortisol dysregulation: the bidirectional link between stress, depression, and type 2 diabetes mellitus. Ann N Y Acad Sci. 2017 Mar;1391(1):20-34. doi: 10.1111/nyas.13217. Epub 2016 Oct 17. PMID: 27750377; PMCID: PMC5334212.

• Sun, S., Wang, Y. Relationship between cortisol and diabetic microvascular complications: a retrospective study. Eur J Med Res 28, 391 (2023). https://doi.org/10.1186/s40001-023-01325-x

• López, Arlen & Ortega Ibarra, Edú & Ortega-Ibarra, Ilse. (2021). Relación entre Cortisol Sérico y Diabetes Mellitus tipo 2. 10. 5-9.

• Martin H Lundqvist, Maria J Pereira, Kristina Almby, Susanne Hetty, Jan W Eriksson, Regulation of the Cortisol Axis, Glucagon, and Growth Hormone by Glucose Is Altered in Prediabetes and Type 2 Diabetes, *The Journal of Clinical Endocrinology & Metabolism*, Volume 109, Issue 2, February 2024, Pages e675–e688, https://doi.org/10.1210/clinem/dgad549

• Favero, V., Aresta, C., Parazzoli, C. et al. The degree of cortisol secretion is associated with diabetes mellitus and hypertension in patients with nonfunctioning adrenal tumors. *Cardiovasc Diabetol* 22, 102 (2023). https://doi.org/10.1186/s12933-023-01836-1

• Liang, Y., Liang, J., Jiang, W. et al. Stronger association between morning serum cortisol level and diurnal time in range in type 2 diabetes?. *Diabetol Metab Syndr* 16, 290 (2024). https://doi.org/10.1186/s13098-024-01515-5

Incretinas y Microbiota Intestinal

• Tilg H, Moschen AR. Microbiota and diabetes: an evolving relationship *Gut* 2014;63:1513-1521.

• G. Blandino, R. Inturri, F. Lazzara, M. Di Rosa, L. Malaguarnera, Impact of gut microbiota on diabetes mellitus, Diabetes & Metabolism, Volume 42, Issue 5, 2016, Pages 303-315,

• Burcelin, R., Serino, M., Chabo, C. et al. Gut microbiota and diabetes: from pathogenesis to therapeutic perspective. *Acta Diabetol* 48, 257–273 (2011). https://doi.org/10.1007/s00592-011-0333-6

• Mariana Byndloss, Suzanne Devkota, Frank Duca, Jan Hendrik Niess, Max Nieuwdorp, Marju Orho-Melander, Yolanda Sanz, Valentina Tremaroli, Liping Zhao; The Gut Microbiota and Diabetes: Research, Translation, and Clinical Applications—2023 *Diabetes, Diabetes Care*, and *Diabetologia Expert* Forum. Diabetes 20 August 2024; 73 (9): 1391–1410.

• Bielka, W.; Przezak, A.; Pawlik, A. The Role of the Gut Microbiota in the Pathogenesis of Diabetes. *Int. J.* Mol. Sci. 2022, 23, 480. https://doi.org/10.3390/ijms23010480

• Xi Y, Xu PF. Diabetes and gut microbiota. World J Diabetes. 2021 Oct 15;12(10):1693-1703. doi: 10.4239/wjd.v12.i10.1693. PMID: 34754371; PMCID: PMC8554376.

• Iatcu, C.O.; Steen, A.; Covasa, M. Gut Microbiota and Complications of Type-2 Diabetes. *Nutrients* 2022, 14, 166. https://doi.org/10.3390/nu14010166

• Craciun, C.-I.; Neag, M.-A.; Catinean, A.; Mitre, A.-O.; Rusu, A.; Bala, C.; Roman, G.; Buzoianu, A.-D.; Muntean, D.-M.; Craciun, A.-E. The Relationships between Gut Microbiota and Diabetes Mellitus, and Treatments for Diabetes Mellitus. *Biomedicines* 2022, 10, 308. https://doi.org/10.3390/biomedicines10020308

• Nasr, N.E., Sadek, K.M. Role and mechanism(s) of incretin-dependent therapies for treating diabetes mellitus. *Environ Sci Pollut* Res 29, 18408–18422 (2022). https://doi.org/10.1007/s11356-022-18534-2

• Nauck, M.A., Müller, T.D. Incretin hormones and type 2 diabetes. *Diabetologia* 66, 1780–1795 (2023). https://doi.org/10.1007/s00125-023-05956-x

• Boer, G.A.; Holst, J.J. Incretin Hormones and Type 2 Diabetes—Mechanistic Insights and Therapeutic Approaches. *Biology* 2020, 9, 473. https://doi.org/10.3390/biology9120473

• Ajay S. Dulai, Mildred Min, Raja K. Sivamani, The Gut Microbiome's Influence on Incretins and Impact on Blood Glucose Control, Biomedicines, 10.3390/biomedicines12122719, 12, 12, (2719), (2024).

• Thomas Forst, Christophe De Block, Stefano Del Prato, Sara Armani, Juan Frias, Anne Lautenbach, Bernhard Ludvik, Marina Marinez, Chantal Mathieu, Timo D. Müller, Oliver Schnell, The role of incretin receptor agonists in the treatment of obesity, Diabetes, Obesity and Metabolism, 10.1111/dom.15796, 26, 10, (4178-4196), (2024).Allin, K. H., Tremaroli, V., Caesar, R., Jensen, B. A. H., Damgaard, M. T. F., Bahl, M. I., et al. (2018). Aberrant Intestinal Microbiota in Individuals With Prediabetes. *Diabetologia* 61 (4), 810–820. doi: 10.1007/s00125-018-4550-1

• Chávez-Carbajal, A., Pizano-Zárate, M. L. (2020). Characterization of the Gut Microbiota of Individuals at Different T2D Stages Reveals a Complex Relationship With the Host. *Microorganisms* 8 (1), 94

• Yi Pan, Tong Bu, Xia Deng, Jue Jia, Guoyue Yuan, Gut microbiota and type 2 diabetes mellitus: a focus on the gut-brain axis, Endocrine, 10.1007/s12020-023-03640-z, 84, 1, (1-15), (2024).
Li WZ, Stirling K, Yang JJ, Zhang L. Gut microbiota and diabetes: From correlation to causality and mechanism. World J Diabetes. 2020 Jul 15;11(7):293-308. doi: 10.4239/wjd.v11.i7.293. PMID: 32843932; PMCID: PMC7415231.

Remisión de la diabetes

• Xiao Yang, Jiali Zhou, Huige Shao, Bi Huang, Xincong Kang, Ruiyu Wu, Fangzhou Bian, Minghai Hu, Dongbo Liu, Effect of an Intermittent Calorie-restricted Diet on Type 2 Diabetes Remission: A Randomized Controlled Trial, *The Journal of Clinical Endocrinology & Metabolism*, Volume 108, Issue 6, June 2023, Pages 1415-1424, https://doi.org/10.1210/clinem/dgac661

• Capoccia, D., Leonetti, F., Natali, A. et al. Remission of type 2 diabetes: position statement of the Italian society of diabetes (SID). *Acta Diabetol* 61, 1309-1326 (2024). https://doi.org/10.1007/s00592-024-02317-x

• Magkos, F., Hjorth, M.F. & Astrup, A. Diet and exercise in the prevention and treatment of type 2 diabetes mellitus. *Nat Rev Endocrinol* 16, 545–555 (2020). https://doi.org/10.1038/s41574-020-0381-5

• Rosenfeld RM, Kelly JH, Agarwal M, et al. Dietary Interventions to Treat Type 2 Diabetes in Adults with a Goal of Remission: An Expert Consensus Statement from the American College of Lifestyle Medicine. American *Journal of Lifestyle Medicine.* 2022;16(3):342-362. doi:10.1177/15598276221087624

• Churuangsuk, C., Hall, J., Reynolds, A. et al. Diets for weight management in adults with type 2 diabetes: an umbrella review of published meta-analyses and systematic review of trials of diets for diabetes remission. *Diabetologia* 65, 14-36 (2022). https://doi.org/10.1007/s00125-021-05577-2

• Naomi Holman, Sarah H. Wild, Kamlesh Khunti, Peter Knighton, Jackie O'Keefe, Chirag Bakhai, Bob Young, Naveed Sattar, Jonathan Valabhji, Edward W. Gregg; Incidence and Characteristics of Remission of Type 2 Diabetes in England: A Cohort Study Using the National Diabetes Audit. *Diabetes Care* 1 May 2022; 45 (5): 1151-1161. https://doi.org/10.2337/dc21-2136

www.ingramcontent.com/pod-product-compliance
Lightning Source LLC
LaVergne TN
LVHW050854051026
849532LV00006BA/2248